讲中药故事
谈老医秘验

魏玉香　宋月航　张慧卿　◆编著

中国中医药出版社
·北　京·

图书在版编目（CIP）数据

讲中药故事　谈老医秘验 / 魏玉香，宋月航，张慧卿编著 . —北京：中国中医药出版社，2015.8

ISBN 978-7-5132-1886-3

Ⅰ. ①讲…　Ⅱ . ①魏…　②宋…　③张…　Ⅲ .①常见病—中医治疗法　Ⅳ.① R242

中国版本图书馆 CIP 数据核字（2014）第 076450 号

中 国 中 医 药 出 版 社 出 版

北京市朝阳区北三环东路 28 号易亨大厦 16 层

邮政编码 100013

传真 010 64405750

三河鑫金马印刷有限公司印刷

各地新华书店经销

＊

开本 787×1092　1/16　印张 14.75　字数 230 千字

2015 年 8 月第 1 版　　2015 年 8 月第 1 次印刷

书　号 ISBN 978-7-5132-1886-3

＊

定价　39.00 元

网址　www.cptcm.com

内容提要

　　本书是一部介绍针药并用治疗临床常见病的中医科普读物。全书内容是针对临床常见疾病，精心筛选验方、验穴，将辨病与辨证结合，体现了针药并举的治疗特点。

　　全书分为内科疾病、外科疾病、妇科疾病、儿科疾病四个部分，对70多种疾病进行系统分析，内容包括中药故事、中医辨证、治疗方法和病案。

　　本书实用性强，适合中医科研、临床工作者阅读，也可供中西医院校学生、中医药爱好者学习参考。

引　言

　　记事后，父亲常年有病，我就萌生了学医的念头。让我记忆犹新的是，在那缺医少药的沂蒙山区，父亲病重，我哥推着独轮车，我在前面拉着车，把父亲送往县医院治病。在那漆黑的夜晚，北风刺骨地吹着，雪花飘飘，有时传来猫头鹰的叫声，令人毛骨悚然，一不小心就会翻入深谷。为给父亲求医治病，在这条崎岖的羊肠小道上，我数不清往返了多少个春秋。1970年，父亲患了严重的肺心病，家里没钱治病，村医给他注射了一支注射用水。此时，父亲拉着我的手断断续续地说："你长大后，学医治病救人。"说完便撒手而去。父亲的遗言是我一生的奋斗目标。从此我步入医学的道路，当起一名赤脚医生，跟当地老中医学习种药采药，一根针、一把草，为群众防病治病。有一年，方圆几十里甲肝大流行，我们采了沂蒙山阳面的大黄、阴面的茵陈，在村口上用大锅熬汤，过路人每人喝一碗，病情很快得到控制。在采药的同时，我收集了民间流传的中药治病的神奇故事，如三月茵陈治黄痨，四月青蒿治虚劳等；学习了针灸治疗和预防中风偏瘫、小儿惊风等疾病的方法；初步了解了中医防治常见病、多发病的基本知识和原理。大学毕业后，我怀着为民解除病痛、服务于大众之心，用学到的中医知识为老百姓解除病痛。

　　前几年，我有幸得到中国中医科学院的谢海洲、刘保延、张中徽等名家的指导，并借鉴他们的经验，吸取国内外的先进研究成果和诊疗技术，总结出一套较为系统的、行之有效的中西医结合方法和防病治病方案。如天水的梁某，男，6岁，患小儿脑瘫，四肢瘫痪，不会说话。母亲带着他走遍全国各大医院，花费数万元钱，导致倾家荡产，狠心的父亲离他而去。母亲抱着他，怀着一线希望来诊。我运用中医方法治疗6个月，他会走路、会说话了。治疗1年后，可到学校正常上课了。此治疗效果受到了中国残疾人联合会名誉主席邓朴方的好评。我也看到了中医针灸瑰宝的临床价值和养生前景，决心用毕生精力去钻研和探讨。

我从事中医针灸工作40余年，特别是在甘肃省康复中心医院（三甲康复专科医院、全国三级残疾人康复中心）工作期间，全心全意服务于弱势群体，在爱心、耐心、细心的服务理念指引下，不断加深对临床疾病的研究，用中医方法治愈数万名患者。

更有幸的是，我得到了甘肃省科技厅和省慈善总会的大力支持。我于1998年研制出脑瘫丸（院内制剂），获省长基金项目，对脑瘫丸进行实验研究。在中药、针灸并用治疗疾病的同时，我还对中医治疗脑病的机理进行探讨，发表了《针刺四神聪透百会治疗小儿脑瘫的临床研究》《脑瘫丸对脑神经细胞的修复与保护及神经细胞的周期的影响》《脑瘫丸改善缺血缺氧幼鼠认知障碍作用》等论文。此外，《脑瘫丸对缺血缺氧幼鼠认知障碍及细胞的保护》一文发表在SCI（《中国神经再生研究》杂志英文版）上，为中医对脑神经细胞修复与保护、脑神经递质的研究发挥了积极作用。

我自萌生撰写此书以来，本着实事求是的科学态度，注重临床科研的原则，在总结前人和恩师的经验基础上，反复实践，系统阐述了古人用中药治病的70多个故事和养生方法。根据40多年的临床经验，针对临床常见疾病，精心筛选验方、验穴及病案，历经数载，广泛征求意见，数次易稿，方成此书。

本书在编写过程中得到武警北京总队第二医院理疗科张秀芬主任的大力支持，在此表示感谢。笔者水平有限，书中难免有不足之处，望同道提出宝贵的意见和建议，以便再版时修订提高。

魏玉香

2015年5月

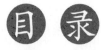

内科疾病

感冒 / 3

慢性咽炎 / 6

支气管哮喘 / 8

支气管炎 / 12

肺炎 / 16

冠心病 / 18

急性胃肠炎 / 22

慢性胃炎 / 24

消化性溃疡 / 27

痢疾 / 29

慢性肠炎 / 31

胆囊炎 / 34

急性黄疸型肝炎 / 36

慢性肝炎 / 39

肾炎 / 42

尿路感染 / 46

糖尿病 / 48

类风湿性关节炎 / 51

脑梗死 / 54

脑出血 / 58

神经衰弱 / 63

癔症 / 67

面神经炎 / 70

三叉神经痛 / 74

颅脑外伤综合征 / 77

多发性神经炎 / 81

脑动脉硬化 / 84

脑萎缩 / 87

不安腿综合征 / 90

梅尼埃病 / 92

帕金森病 / 95

精神分裂症 / 99

抑郁症 / 102

头痛 / 105

咳嗽 / 109

心悸 / 113

呕吐 / 117

膈肌痉挛 / 121

便秘 / 123

便血 / 126

失眠 / 128

眩晕 / 132

偏头痛 / 135

面肌痉挛 / 137

耳聋 / 140

耳鸣 / 143

目 录

外科疾病

肩周炎 / 147

腰椎间盘突出 / 149

腰椎骨质增生 / 152

急性化脓性下颌淋巴结炎 / 154

腮腺炎 / 156

急性乳腺炎 / 158

妇科疾病

痛经 / 163

月经先后无定期 / 166

功能性子宫出血 / 168

带下病 / 170

慢性盆腔炎 / 173

流产 / 176

不孕症 / 178

更年期综合征 / 180

儿科疾病

小儿急性支气管炎 / 187

小儿肺炎 / 189

小儿厌食 / 192

小儿腹泻 / 194

小儿脑积水 / 197

小儿脑瘫 / 200

新生儿缺血缺氧性脑病 / 203

小儿智力低下 / 205

小儿抽动-秽语综合征 / 208

小儿病毒性脑膜炎 / 212

小儿癫痫 / 215

小儿多动症 / 220

小儿遗尿 / 223

参考书目 / 227

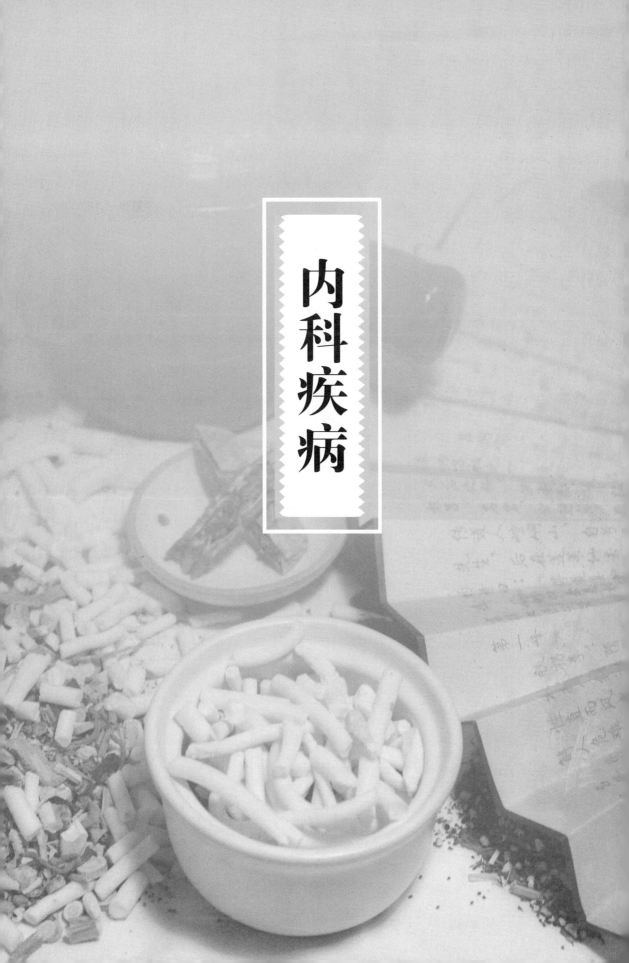

内科疾病

感冒

本病一年四季均可发生。多因气候变化和衣着调护不当，病邪乘虚侵入而发病，冬、春两季发病较多。在一定的时期、一定的区域突然广泛发病，流行迅速，不分男女老幼，证候多相似者，为流感。

葱根 ▶▶▶

传说有一天，宫中有人患伤风感冒，头痛，流清鼻涕，无汗，怕冷，全身酸痛。太医伊尹用生姜、葱根、生萝卜、大白菜根各等份，熬汤一大碗给患者服。患者服完后，全身出了一身汗，第二天又喝了一碗，病就痊愈了。从那以后，整个宫中谁要是得了伤风感冒就用此方治疗。一传十，十传百，流传至今。

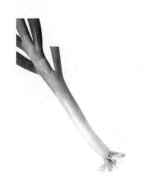

葱根

风寒证 ▶▶▶▶▶

● **症状**

恶寒重，微热，或无热无汗，鼻塞不通，时流清涕，头痛，全身痛或寒战，舌苔白，脉浮紧。

● **治法**

辛温解表。

● **验方验穴**

1. 葱根6棵，生姜6片，香菜3棵，萝卜3片。有汗加桂枝6克，无汗加麻黄6克。水煎服，每日1剂，分2次服。

2. 取迎香、风池、大椎、合谷穴针刺。针刺用泻法，不留针，每日1次。

3. 取云门、大椎、肩井穴拔罐。留罐15分钟，每日1次。

4. 取少商、大椎、肩井、太阳穴放血。用三棱针点刺，每日1次。

风热证 ▶▶▶▶▶

● **症状**

发热，微恶风，汗出不畅，鼻塞或流黄涕，头痛，身疼，面赤，咳嗽，痰黄而黏，咽干或肿痛，舌苔黄，脉浮数。

● **治法**

辛凉解表。

● **验方验穴**

1. 杏仁12克，薄荷12克，桑叶15克，麦冬10克，独活12克，黄芩20克，菊花12克，甘草10克。水煎服，每日1剂，分2次。

2. 取大椎、曲池、合谷、内庭、外关穴针刺。针刺内庭，用补法，留针30分钟，余穴用泻法，不留针。每日1次。

3. 取少商、大椎、尺泽穴放血。用三棱针点刺，每日1次。

暑湿证 ▶▶▶▶▶

● **症状**

身热汗少，肢体酸困或麻木、无力，头昏胀痛，心烦，口渴，渴而不饮，小便黄赤，舌苔黄腻，脉濡数。

● **治法**

清暑祛湿解表。

● **验方验穴**

1. 藿香50克，薏米60克，羌活12克，滑石60克，甘草50克。将甘草研粉冲服。每次6克，每日2次。

2. 取商阳、肺俞、天枢、丰隆、足三里、胃俞穴放血。用三棱针点刺，每日1次。

表虚证 ▶▶▶▶▶

● **症状**

发热，恶寒，头痛，身困，鼻塞流涕，咳嗽，自汗出，舌苔白薄，脉浮缓。

● **治法**

益气解表。

● **验方验穴**

1. 防风9克，白术15克，贝母6克，黄芪15克。水煎服，每日1剂，分2次服。

2. 选大椎、气海、肺俞、足三里、合谷穴。针刺足三里，用补法，余穴用泻法，留针30分钟。每日1次。

3. 选列缺、气海、太渊、鱼际、风门穴艾灸。太渊、气海、鱼际隔姜灸，其余穴隔蒜灸或三角灸，每穴灸3~5壮。

医师建议 ▶▶▶
预防感冒的方法

1.按迎香穴
用两手中指指腹紧按两侧迎香穴（鼻翼外下方0.5寸），顺时针、逆时针方向各按摩20次，待局部出现酸麻胀感为宜。

2.擦鼻
两手掌大鱼际肌互相对搓致热，然后从印堂穴开始，用大鱼际沿鼻两侧下擦至鼻翼下方的迎香穴，擦鼻后觉鼻侧微热，鼻腔通气舒顺为止。

3.揉合谷
用拇指指腹揉合谷穴（位于虎口第2掌骨桡侧的中点处），先顺时针方向揉，再逆时针方向揉，待有酸麻胀感为止。

★ 治验实录 ★

病例：王某，女，46岁，因受凉后感到恶寒，微热，无汗，鼻塞不通，头痛，全身酸痛，寒战，咳嗽，苔白，脉浮紧。

辨证：风寒表实证。

治法：辛温解表。

处方：细辛3克，独活12克，麻黄6克，杏仁12克，葱根6棵，生姜6片。水煎服，每日1次，分2次服后发汗。配以针刺迎香、风池、大椎、列缺、合谷，用泻法，不留针，每日1次，治疗2次后病愈。

慢性咽炎

慢性咽炎是指咽部黏膜、黏膜下及淋巴组织的弥漫性慢性炎症。该病病程长，不易治愈，临床表现为咽部不舒，干咳，恶心，有异物感或轻微疼痛，吐白黏痰。本病属于中医"喉痹"的范畴。

选用的中药故事

山豆根 ▸▸▸

李时珍和他的学生一连几天翻山越岭，采药和记录药的形状，李时珍已经累得咽喉疼痛，不能言语，突然看见山中有一位采药的药农，正在挖一株叶像槐叶、秧像豆秧的植物，确定不了它是什么药，便向药农请教，因为咽喉疼痛，他很难与药农交流。药农看了看他的咽喉，便将这株植物的根洗净，用刀切下一片让他吃。没多时，李时珍便觉得嗓子轻松，第二天也能说话了，这让他万分高兴。他立即向药农询问这株植物叫什么名字，药农告诉他，民间都用它来治疗喉咙痛，一般八月采根用，当地人给它取名"山豆根"。

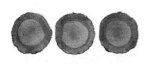

山豆根

阴虚火旺型 ▸▸▸▸▸▸

● 症状

咽部不舒、干疼，干咳少痰，多言后症状加重，有异物感，午后加重。咽部呈暗红色，多伴黏膜干燥及淋巴滤泡增生。舌红，苔薄，脉细数。

● 治法

滋阴清热利咽。

● 验方验穴

1. 阿胶9克，麦冬30克，山豆根12克，杏仁12克，甘草12克，马兜铃10克。水煎服，每日1剂，分2次服。

2. 取天突、肺俞、太渊、廉泉、内关穴。毫针刺肺俞、太渊穴，用补法，余穴用泻法，每日1次。

3. 取少商、商阳穴，常规消毒后用三棱针刺络放血，每穴点刺后挤出3~6滴血，每周2~3次。

肝郁气滞型 ▸▸▸▸▸▸

● 症状

咽喉部不适，咽喉部有黏痰样感和异物感，咳之不出，咽之不下，颈部有紧束感。咽部黏膜充血，色暗红，咽后壁有淋巴滤泡增生，情绪变化时症状加重，苔白，脉弦滑。

● **治法**

疏肝解郁，化痰降逆。

● **验方验穴**

1. 苏梗30克，半夏12克，茯苓9克，甘草9克，厚朴12克，生姜3片，水煎服，每日1剂，分2次服。

2. 取天容、肝俞、太冲、廉泉、中封穴。毫针刺，用泻法，每日1次。

3. 取大椎、肺俞、肝俞、少商、商阳穴。常规消毒，每穴用三棱针点刺。隔日治疗1次，7次为1个疗程。

肺肾阴虚、虚火上炎型 ▶▶▶▶▶

● **症状**

咽部灼热微痛，或咽喉有梗阻感，干咳少痰，或手心、脚心发热，口干，舌红，苔少，脉细数。

● **治法**

养阴清肺。

● **验方验穴**

1. 麦冬12克，天冬20克，苏梗30克，知母6克，桑白皮9克，五味子15克。水煎服，每日1剂，分2次服。

2. 取肺俞、肾俞、太溪、三阴交、足三里、太渊、合谷穴。毫针刺，用补法。每日1次，每次选3~6穴。

3. 按摩疗法：①用拇指重力按揉肘部的曲池穴和腕外侧的阳溪穴，每穴保持强烈的酸

预防慢性咽炎的方法

菊花茶

鲜菊花、麦冬、鲜茶叶各10克。代茶饮，每日1剂，不拘时饮用。

★ 治验实录 ★

病例：国防大学的一位老师，男，52岁，患慢性咽炎5~6年，咽部灼热微痛，或咽喉有梗阻感，反复发作。服用西药效果不佳，遂求中医治疗。现症：咽部灼热微痛，干咳少痰，手心、脚心发热，口干，纳差，二便调。舌红，苔少，脉细数。

辨证：肺肾阴虚，虚火上炎。

治法：滋阴清肺。

处方：熟地黄20克，泽泻9克，山药12克，山萸肉12克，茯苓12克，麦冬12克，丹皮9克，五味子15克，甘草6克。水煎服，每日1剂，分2次服。取肺俞、肾俞、三阴交、足三里、列缺穴针刺，用补法。每日1次，每次选3~6穴。治疗1个月后病愈，半年后未复发。

胀感1分钟，然后用指拨法重力推拨曲池穴附近的肌肉和肌腱1分钟。同法按摩另一侧。②一手置于喉结处，将拇指与食指、中指、无名指三指相对，轻柔缓慢地拿揉喉结两侧的人迎穴，时间为3~5分钟。

支气管哮喘

支气管哮喘的主要表现是呼吸困难，甚至张口抬肩，鼻翼煽动，胸闷，严重者可呈端坐呼吸，干咳或咳大量的白色泡沫痰，甚至出现紫绀等。本病属于中医"哮""喘""痰饮"的范畴，可分为实喘、虚喘。

选用的中药故事

麻黄 ▶▶▶

相传有个采药的老人，他用一种药（无叶草）给人治疗发热、无汗、哮喘病，在当地享有很高的威望。他收了一个徒弟，徒弟私心很重，不久另立门户，师傅怕他出事，把他叫到身边，告诉他："无叶草发汗用茎，止汗用根，如果弄错，就会出人命。"他不听，到处给人乱用药，索取大量钱财。一天，来了一位哮喘的病人，大汗淋漓，上气不接下气，徒弟赶紧用无叶草给病人吃了，不一会儿病人死了。死者家属与他对簿公堂，徒弟蹲了

实 喘

风寒袭肺型 ▶▶▶▶▶

● **症状**

喘咳气急，胸部胀闷，痰多色白，兼有头痛、恶寒，或伴有发热、无汗，苔白，脉浮紧。

● **治法**

宣肺散寒。

● **验方验穴**

1. 麻黄6克，桂枝9克，附子9克（先煎1小时），川贝15克，甘草6克，杏仁12克，细辛3克。水煎服，每日1剂，分2次服。

2. 取大椎、风门、天突、曲池、太溪、足三里穴。毫针刺足三里，用补法，余穴用泻法，每日1次。

3. 取少商、天突、灵台、肺俞、大杼、风门穴，用艾炷直接灸，各灸3壮，每日1次。

三年大狱。他后悔莫及，没有听师傅的话，出狱后牢记师傅的嘱托，虚心向师傅学习，用无叶草治病时，用茎发汗，治疗哮喘；用根止汗，治疗自汗、盗汗。之后得到了群众的赞扬。因为无叶草给他惹了祸，于是把它叫做"麻烦草"，后来又叫做"麻黄"。

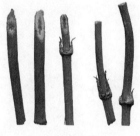

麻黄（茎）

表寒里热型 ▶▶▶▶

● **症状**

喘咳气逆，胸部胀或痛，息粗，鼻翼煽动，痰黏稠，身痛，伴有发热，无汗，口渴，苔白或黄，脉浮数。

● **治法**

宣肺泻热。

● **验方验穴**

1.麻黄6克，白果12克，款冬花15克，苏子15克，杏仁15克，半夏9克，桑白皮15克，黄芩12克，甘草6克。水煎服，每日1剂，分2次服。

2.取大椎、定喘、天突、曲池、太溪穴针刺，用泻法，每日1次。

3.取少商、天突、大杼、风门穴，常规消毒后用三棱针点刺放血，每日1次。

痰热郁肺型 ▶▶▶▶

● **症状**

喘咳气涌，胸部胀痛，息粗，鼻翼煽动，痰黏稠、色黄，身热，面红，咽干，尿赤，大便干，伴有胸中烦热，无汗，口渴，苔黄，脉滑数。

● **治法**

清热祛痰。

● **验方验穴**

1. 石膏30克，杏仁12克，桑白皮6克，瓜蒌15克，炙甘草6克，桔梗10克，苏子10克。水煎服，每日1剂，分2次服。

2. 取大椎、定喘、天突、曲池、丰隆、列缺、尺泽穴针刺，用泻法，每日1次。

3. 取少商、天突、肺俞、大杼、云门穴，常规消毒后用三棱针点刺放血，每日1次。

虚 喘

肺虚型 ▸▸▸▸▸

● 症状

喘促气短，气怯声低，喉有鼾声，痰稀薄，自汗畏风，或咳呛，痰少质黏，烦热口干，舌红，苔薄，脉细数。

● 治法

补肺益气养阴。

● 验方验穴

1. 人参12克，桑白皮12克，桔梗12克，阿胶9克，五味子9克，研细末冲服，每次10克。

2. 五味子12克，款冬花12克，炙甘草6克。水煎服，每日1剂，分2次服。

3. 取照海、太渊、公孙、曲泉、膏肓、气海、太溪、鱼际穴针刺，用补法，每日1次。

4. 取鱼际、大椎、肺俞、气海、膻中穴，用麦粒灸，每穴3~5壮，每日1次。

肾虚型 ▸▸▸▸▸

● 症状

喘促日久，动则喘甚，呼多吸少，气不得续，汗出肢冷，面青唇紫，舌淡，苔白，脉细数。

● 治法

补肾纳气。

● 验方验穴

1. 人参6克，蛤蚧1对，桑白皮9克，苏子12克，肉桂12克，半夏12克，甘草6克。水煎服，每日1剂，分2次服。

2. 取肺俞、太渊、肾俞、曲泉、膏肓、气海、太溪、鱼际穴针刺，平补平泻法，每日1次。

3. 取大椎、膏肓、肾俞、太溪、太渊、鱼际穴，用麦粒灸，每穴3~5壮，每日1次。

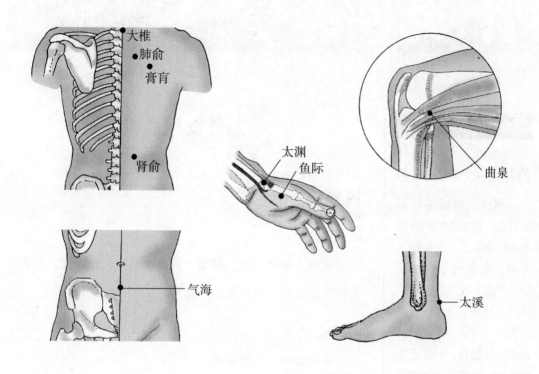

预防哮喘的方法

穴位贴敷

处方：白芥子、延胡索、甘遂、细辛、肉桂各等份。将上药研细末，用凡士林调成糊状，做成直径约为1厘米的药饼，用通气胶布固定在穴位上。

取穴：定喘、肺俞、膈俞、膏肓、肾俞。

贴敷时间：初伏第一天、中伏第一天、末伏第一天。

操作：每次贴敷4小时左右，可根据贴药后的感觉而缩短或延长贴药时间，贴敷后局部有蚁走感或皮肤出现发红、灼热、疼痛可提前取下。反之，如贴敷后皮肤微痒舒适者可酌情延长贴药时间。

注意：在急性期应结合西医治疗。

支气管炎

支气管炎分为急性和慢性两种，前者多属于外感咳嗽，后者多属于内伤咳嗽。外感咳嗽起于肺，内伤咳嗽则是他脏先病，累及肺脏。本病属于中医"咳嗽""痰饮"的范畴。

选用的中药故事

芦根 ▸▸▸

相传，曹操带领部队打仗，被刘备的部队围攻在山沟里，几天来断水断粮，有的战士突然发烧、寒战、吐铁锈色痰，不几天就死了几个铁铮铮的汉子。曹操心急如焚，命令华佗找药，华佗正在发愁时，突然发现湖泊里长了很多芦苇，采来熬了一大锅分给大家喝。喝了几天后，大部分人的病就好了。曹操感到很神奇，问华佗这是什么药，效果这么好，华佗回答："这种药叫芦根，能清肺热、解毒，是生津止渴、利尿祛湿的良药。"

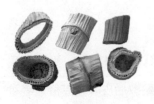

芦根

急性支气管炎

风寒型 ▸▸▸▸▸

● **症状**

咳嗽，痰稀色白，鼻塞，流涕，喉痒，或头痛，恶寒，无汗，发热轻，舌苔薄白，脉浮。

● **治法**

疏风散寒，宣肺止咳。

● **验方验穴**

1. 白芍6克，干姜6克，细辛3克，麻黄9克，生姜3片，葱根3棵，桔梗15克。水煎服，每日1剂。

2. 取风门、肺俞、列缺、颈7~胸6夹脊穴针刺，用泻法，不留针，每日1次。

3. 取天突、大杼、肺俞、尺泽穴，用麦粒灸，每日1次。

4. 沿华佗夹脊穴、膀胱经走罐，3~5天治疗1次。

风热型 ▸▸▸▸▸

● **症状**

发热，头痛，恶风，咳嗽，痰黄或黏稠，咽痛，口渴，有汗，舌苔薄黄，脉浮数。

● **治法**

疏风清热，宣肺化痰。

● **验方验穴**

1. 桑叶12克，芦根30克，菊花9克，杏仁10克，黄芩12克，桔梗15克。水煎服，每日1剂。

2. 取大椎、肺俞、曲池、列缺、颈7～胸6夹脊穴针刺，用泻法，不留针，每日1次。

3. 取大椎、肺俞、尺泽穴，刺络放血拔罐，每日1次。

暑湿型 ▶▶▶▶▶

● **症状**

暑天感冒，发热头痛，咳嗽，胸闷，痰黄或黏稠，心烦口渴，尿黄，舌质红，苔腻或微黄，脉濡数。

● **治法**

疏风清热解暑。

● **验方验穴**

1. 香薷20克，厚朴12克，苍术6克，黄芩9克，六一散30克（包煎），桔梗15克。水煎服，每日1剂。

2. 取外关、肺俞、曲池、丰隆、颈7～胸6夹脊穴针刺，用泻法，不留针，每日1次。

3. 取大椎、肺俞、少商穴，刺络放血，每日1次。

燥热型 ▶▶▶▶▶

● **症状**

秋天感冒，干咳无痰，或少痰而黏，咳则胸痛，鼻燥口干，发热，头痛，尿黄，舌尖红，苔微黄，脉数。

● **治法**

清燥润肺。

● **验方验穴**

　　1. 桑叶20克，沙参12克，麦冬12克，杏仁10克，黄芩9克，桔梗12克，玄参12克，桔梗15克。水煎服，每日1剂。

　　2. 取外关、肺俞、内庭、膻中、颈7～胸6夹脊穴针刺，内庭用补法，余用泻法，不留针，每日1次。

　　3. 取大椎、肺俞穴拔罐，每日1次。

慢性支气管炎

痰热型 ▶▶▶▶▶

● **症状**

　　咳嗽咳痰，痰液黏脓或黏浊，不易咳出，发热，流脓涕，咽痛，口渴，尿黄，便干，舌质红，苔黄，脉滑数。

● **治法**

　　清热宣肺化痰。

● **验方验穴**

　　1. 人参12克，黄芩10克，栀子9克，枳实10克，杏仁15克，桑白皮20克，桔梗12克，大黄12克。水煎服，每日1剂。

　　2. 取大杼、肺俞、风门、曲池穴针刺，用泻法，不留针，每日1次。

　　3. 取肺俞、丰隆、大椎穴拔罐，每日1次。

寒痰型 ▶▶▶▶▶

● **症状**

　　咳嗽咳痰，痰液黏稀或呈白色泡沫状，恶寒发热，流清涕，口不渴，小便清长，舌苔薄白或腻，脉弦紧。

● **治法**

散寒宣肺，化痰止咳。

● **验方验穴**

1. 麻黄9克，半夏9克，附子9克（先煎1小时），杏仁9克，细辛3克，干姜6克，黄芩6克，五味子6克。水煎服。

2. 取太渊、肺俞、丰隆、膻中、颈7～胸6夹脊穴针刺，用泻法，不留针，每日1次。

3. 取大杼、肺俞、丰隆穴艾灸，每穴麦粒灸3状，每日1次。

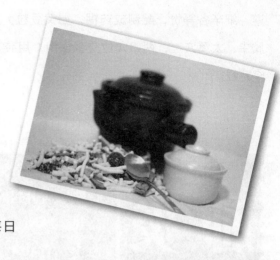

肺气虚型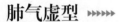

● **症状**

病发时常以咳为主，咳声清朗，多为单咳或间歇咳，白天多于夜晚，痰量不多，易汗出，恶风，易感冒，舌淡，苔薄白，脉缓细。

● **治法**

补肺益气，佐以活血化瘀。

● **验方验穴**

1. 人参10克，阿胶6克，桑白皮9克，五味子9克，乌梅6克，川贝母10克，杏仁9克，防风9克。水煎服，每日1剂。

2. 取外关、肺俞、鱼际、膏肓、颈7～胸6夹脊穴针刺，用泻法，不留针，每日1次。

3. 取肺俞、脾俞、肾俞穴，用麦粒灸，每日1次。

4. 穴位贴敷：白芥子、肉桂、延胡索、甘

★ 治验实录 ★

病例： 罗某，男，20岁，兰州大学学生。清早打喷嚏，眼睛及鼻子开始发痒，两天后开始咳嗽，色白痰稀，鼻塞，流涕，喉痒，或头痛，恶寒，无汗，发热轻，舌苔薄白，脉浮。

辨证： 风寒型。

治法： 疏风散寒，宣肺止咳。

处方： 麻黄6克，苏叶12克，防风15克，杏仁15克，款冬花20克，生姜3片，葱根3棵。水煎服，每日1剂。配合针刺大椎、肺俞、列缺、颈7～胸6夹脊穴，用泻法，不留针，每日1次。治疗两天后病情好转。

遂、细辛各等份，配制成药糊，如黄豆粒大，敷于风门、天突、足三里穴上，或肺俞、膻中、太溪穴上，两组穴位交替使用，用胶布固定，贴敷4～6小时，3天贴1次，8次为1个疗程。

肺炎

肺炎是一种常见的呼吸道疾病，由细菌、病毒或某些特殊疾病引起的肺组织炎症。临床主要症状为寒战、高热、咳嗽、咳铁锈色痰、胸痛等。多发于冬、春两季。青壮年多见，男多于女。本病属于中医"风温""咳嗽"等范畴。

选用的中药故事

鱼腥草 ▸▸▸

春秋时期，越王勾践上任后，当地（今浙江绍兴地区）连年发洪水，百姓生活艰难，他立誓三年内治好洪水，亲自带领官兵和群众修渠筑堤，由于劳累过度，出现发热、咳嗽、吐黄痰、胸痛等症。当时无药治疗，战友们也患同样的病，有一位药农在河边采了一种草，既可以食用，也可以治疗这种病，他吃一天就感觉病情好转，于是亲自带领大家翻山越岭采这种草，分给大家吃。几天后，他和战友们病都好了，他带领官兵和百姓治理洪灾，受到当

风热犯肺型 ▸▸▸▸▸

● **症状**

头痛，咽痛，发热，畏寒，咳嗽，气喘，痰黄黏，胸痛不适，舌边尖红，苔黄，脉浮数。

● **治法**

清热解毒，辛凉透表。

● **验方验穴**

1. 麻黄6克，杏仁9克，桔梗12克，生石膏30克，银花15克，甘草6克，鱼腥草30克。水煎服，每日1剂。

2. 取大椎、风池、尺泽、肺俞、内庭、膻中、曲池穴针刺，用泻法，每日1次。

3. 取少商、大椎、肩井、商阳、孔最、十宣穴，常规消毒后用三棱针点刺放血，再用火罐拔大椎、肺俞、肩井穴，

15分钟后取罐，每日1次。

邪热内结型 ▶▶▶▶▶

● **症状**

高热不退，汗出而不解，鼻煽气粗，咳痰黄稠或咳铁锈色痰，胸痛，口渴烦躁，小便黄赤，腹痛便结，舌红，苔黄腻，脉滑数。

● **治法**

宣肺通腑，清泻热结。

● **验方验穴**

1. 鲜芦根30克，桑叶10克，麻黄6克，桂枝6克，生石膏40克，瓜蒌30克，鱼腥草30克，大黄5克（后下），黄芩12克，杏仁10克。水煎服，每日1剂。

2. 取大椎、合谷、孔最、肺俞、膻中、曲池穴针刺，用泻法，每日1次。

3. 取少商、大椎、膻中、商阳、孔最、十宣穴，用三棱针挑刺，即可将皮肉之间的"白色纤维"状物挑断，每周1次。

正虚邪恋型 ▶▶▶▶▶

● **症状**

咳嗽无力，低热，自汗或盗汗，手足心热，神疲乏力，舌淡苔白，或舌暗红少苔，脉濡细或细数。

● **治法**

益气养阴，润肺化痰。

地百姓的赞扬。他说这种草帮助大家渡过了难关，是救命草，因为这种草吃起来有一种鱼腥味，勾践高兴地给它取名为"鱼腥草"。

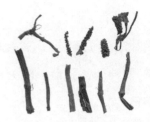

鱼腥草

★ 治验实录 ★

病例：李某，女，53岁。7天前受凉，出现发热，头痛，咽痛，畏寒，咳嗽，痰黄黏，胸痛不适，舌边尖红，苔黄，脉浮数。X线片提示：左肺纹理模糊。

辨证：邪热袭肺。

治法：清热宣肺。

处方：麻黄6克，杏仁、黄芩、桑白皮各15克，鱼腥草30克，甘草5克。上方服7剂后，咳嗽、咳痰诸症均有所好转，配大椎、尺泽、肺俞、列缺、曲池穴，用泻法，每日1次。治疗7天后，咳嗽明显缓解，胸闷痛消失，咳痰显著减少，但痰

● **验方验穴**

　　1. 西洋参9克，旱莲草10克，桑白皮9克，地骨皮9克，麦冬30克，天冬12克，甘草6克。水煎服，每日1剂。

　　2. 取膏肓、肺俞、气海、太渊、太溪穴针刺，用补法，每日1次。

　　3. 取神阙、肺俞、内关、气海穴，隔姜灸，每日1次。

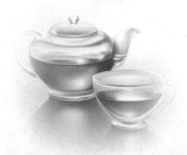

色转为淡黄，口微渴，舌苔薄黄。在原方的基础上加芦根、冬瓜仁、浙贝。此方前后共服14剂，咳嗽、咳痰已基本痊愈，食欲好，胸片检查示肺部感染病灶消失。

注意： 本病在急性期需用中西医结合治疗。

冠心病

冠心病的发生，由于冠状动脉粥样硬化，使血管腔阻塞，导致心肌缺血缺氧。本病属于中医"厥心痛""真心痛""胸痹"等范畴。

选用的中药故事

薤白 ▶▶▶

　　传说有个官员患了重病，太医诊脉后，说道："你的病实属胸痹，已到后期，看来很难挽回了！"有人告诉他，丹霞寺有位和尚能治疗这种病。他来到这

心血瘀阻型 ▶▶▶▶▶

● **症状**

　　心胸疼痛，如刺如绞，甚则心痛彻背，背痛彻心，痛引肩背，伴有胸闷，日久不愈，因生气劳累而加重。舌苔紫暗，有斑点，脉弦涩。

● **治法**

　　活血化瘀，通脉止痛。

里，老和尚说道："我们这里连年灾荒，以野菜度日，今日以菜饼相待。这是山中野蒜（薤白）做的饼子。"他吃了两天野蒜饼，感到胸闷减轻了，便在这里住下了，和尚们每天上山挖野蒜充饥，他也跟着吃野蒜，身体逐渐好起来。每天早晨，他随和尚练拳、运动，又一起登山挖野蒜，病情逐渐好转。半年后，他身体康复了，告别了老和尚，便下山用野蒜为百姓治疗心痛病，获得奇效。

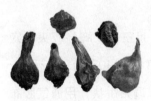

薤白

● **验方验穴**

1. 三七12克，丹参12克，当归9克，赤芍9克，桃仁9克，降香12克，薤白12克，冰片少许。将上药研细末冲服，每次6克，每日2次。

2. 取心俞、厥阴俞、鱼际、然谷、内关、足三里、胸4～7夹脊穴针刺。针刺足三里用补法，余穴用泻法，每日1次，10天为1个疗程。

3. 丹参、薤白、三七、白芥子各等份，研为细末，用生姜汁调如饼状，用通气胶布贴敷于膻中、心俞、厥阴俞、膈俞、左乳根、天池穴。3天1次，10天为1个疗程。糖尿病患者慎用。

4. 丹参、桂枝、艾叶各等份，制成艾绒。取心俞、厥阴俞、膈俞、劳宫、太渊、足三里穴，用麦粒灸，每穴3～5壮，每日1次，10天为1个疗程。糖尿病患者慎用。

气滞血瘀型 ▶▶▶▶▶

● **症状**

心胸满闷，阵发性隐痛，痛有定处，善太息，脘腹胀闷，生气后病情加重，舌苔，脉细弦。

● **治法**

疏肝理气，活血通络。

● **验方验穴**

1. 枳实9克，桂枝12克，薤白12克，厚朴9克，瓜蒌30克。水煎服，每日1剂，分2次服。

2. 取膻中、膈俞、至阳、心俞、血海、足三里、胸4～7夹脊穴针刺。针刺足三里，用补法，余穴用泻法，每日1次，10天为1个疗程。

3. 丹参、薤白、沉香、冰片各等份，研为细末，用生姜汁调如饼状，用通气胶布贴敷于膻中、心俞、厥阴俞、膈俞、肝俞、太冲、大都、行间穴。3天1次，10天为1个疗程。糖尿病患者慎用。

4. 丹参、香附、艾叶各等份，制成艾绒。取心俞、厥阴俞、膈俞、太冲、大都、行间、足三里穴，用三角灸，每穴3～5壮，每日1次，10天为1个疗程。

痰浊壅塞型 ▶▶▶▶▶

● **症状**

心胸满闷，痛引肩背，气短喘促，肢体沉重，脘腹胀闷，形体肥胖，痰多，苔浊腻，脉弦滑。

● **治法**

通阳泄浊，豁痰开结。

● **验方验穴**

1. 全瓜蒌15克，薤白20克，丹参12克，半夏9克，天麻18克，桂枝15克，干姜6克。水煎服，每日1剂，分2次服。

2. 取膻中、至阳、膈俞、中脘、太白、丰隆、脾俞、内关、足三里、胸4～7夹脊穴针刺。针刺中脘、脾俞、太白、足三里，用补法，余穴用泻法，每日1次，10天为1个疗程。

3. 丹参、薤白、沉香、白芥子各等份，研为细末，用生姜汁调如饼状，用通气胶布贴敷于丰隆、膻中、心俞、脾俞、大都、中脘、胸4～7夹脊穴。3天1次，10天为1个疗程。糖尿病患者慎用。

阴寒凝滞型 ▶▶▶▶▶

● **症状**

胸痛彻背，背痛彻心，感寒痛甚，胸闷气短，心悸，喘息，面色苍白，四肢厥冷，舌苔白，脉沉细。

● **治法**

辛温通阳，开痹散寒。

● **验方验穴**

1. 附子6克（先煎1小时），瓜蒌15克，丹参12克，半夏9克，干姜6克，生晒参15

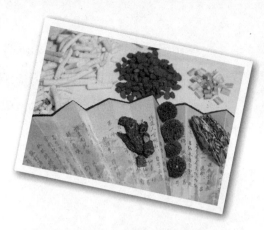

克，薤白15克。水煎服，每日1剂，分2次服。

2. 取心俞、气海、京骨、昆仑、太溪、足三里、百会、胸4～7夹脊穴针刺。针刺心俞、气海、足三里，用补法，余穴用泻法。每日1次，10天为1个疗程。

3. 丹参、薤白、附子各等份，研为细末，用生姜汁调如饼状，用通气胶布贴敷于心俞、足三里、内关、胸4～7夹脊穴。3天1次，10天为1个疗程。

4. 丹参、肉桂、艾叶各等份，制成艾绒。取心俞、神阙、膻中、百会、气海、关元、京骨、昆仑、太溪，用三角灸，每穴3～5壮，每日1次，10天为1个疗程。

气阴两虚型 ▶▶▶▶

● 症状

心胸隐痛，时作时止，心悸气短，倦怠无力，声音低微，易汗，舌质淡红，苔白，脉沉缓。

● 治法

益气养阴，活血通脉。

● 验方验穴

1. 西洋参10克，薤白20克，附子6克（先煎1小时），丹参12克，麦冬30克。水煎服，每日1剂，分2次服。

2. 取心俞、膈俞、太溪、太渊、中脘、脾俞、鱼际、足三里、胸4～7夹脊穴针刺，中脘、脾俞、足三里用补法，余穴用泻法。每日1次，10天为1个疗程。

★ 治验实录 ★

病例：李某，女，62岁。反复出现心胸满闷，阵发性隐痛，痛有定处，善太息，脘腹胀闷，生气后病情加重，舌苔薄白，脉细弦。

辨证：气滞血瘀。

治法：疏肝理气，活血通络。

处方：三七粉6克，丹参12克，沉香3克。将上药研细末，每次6克，生姜汤冲服。将丹参、薤白、沉香、冰片研细末，生姜汁调匀，贴敷于心俞、厥阴俞、膈俞、太冲、胸4～7夹脊穴。将洋葱与黑木耳一同做菜，每周吃2～5次，配合喝绞股蓝茶。治疗1个疗程后，病情稳定，半年内未复发。

注意：如果冠心病发作处于急性期需到医院进行治疗。

3. 取膻中、中脘、脾俞、胸4～7夹脊穴拔罐。留罐15分钟，每日1次，10天为1个疗程。

4. 丹参、白芥子、艾叶各等份，制成艾绒。取心俞、厥阴俞、膻中、肾俞、脾俞、中脘、太溪、太渊穴，用三角灸，每穴3～5壮，每日1次，10天为1个疗程。

急性胃肠炎

急性胃肠炎多因饮食不当或感受暑湿，湿热阻于中焦，脾胃功能紊乱所致，出现腹痛、呕吐、腹泻等症。吐泻不止最易亡阴亡阳，出现虚寒证。本病属于中医"热霍乱"的范畴。

选用的中药故事

薏米 ▸▸▸

东汉时期，马援与敌军交战，大军行至山深林密，瘴气四起，兵士患病过半，无力应战。眼看要全军覆灭，马援闷闷不乐，他刚入睡时，忽然梦见有位长者，手执一株穗，上面结满粟子，形似珍珠，说道："我见马将军一路劳苦，兵士多病于湿热瘴疠，特给你薏米，以水煮服，即可除湿气。"马援惊醒，只见薏米放在桌上。翌日，马援派兵士进山搜寻，只见山崖下生长着薏米，大喜，采摘回营煮食，不到

湿热型 ▸▸▸▸▸

● 症状

突然发生剧烈呕吐，腹泻，发热，口渴，胸腹胀满，腹部绞痛，尿黄量少，舌苔黄腻，脉弦数。

● 治法

清热利湿。

● 验方验穴

1. 葛根12克，香薷30克，黄连12克，厚朴15克，六一散6克（包煎）。水煎服，每日1剂。

2. 取足三里、天枢、胃俞、上巨虚、下巨虚穴针刺，中强刺激，每日1次。

3. 大肠俞、上巨虚、天枢、足三里等穴常会出现灰白、暗红、棕红、浅红色的疹点，压之不退。常规皮肤消毒后，用三棱针在这些穴位挑刺放血，每周1次。注意：挑治的方法以三棱针为主要工具，先将针具和皮肤消毒，对准穴位

皮肤，快速"斜刺带挑"，即可将皮肉之间的"白色纤维"状物挑断，挑后随之挤血3～5遍，擦净后消毒即可，或用火罐等负压器吸之，无需包扎。

虚寒型 ▶▶▶▶

● 症状

吐泻频繁，面色苍白，四肢厥冷，腹痛，出冷汗，口不渴，尿清长，舌质淡红，脉沉迟。

● 治法

温中救逆。

● 验方验穴

1. 附子6克，干姜9克，人参15克，薏米10克，白术12克，茯苓20克，桂枝6克，炙甘草6克。水煎服，每日1剂。

2. 取百会、大肠俞、脾俞、胃俞、足三里穴针刺，用补法，每日1次。

3. 取百会、气海、神阙、上巨虚穴，隔姜灸，每日1次。

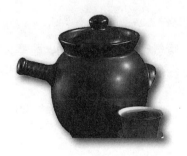

两天，兵士疾病痊愈，士气大振。伏波挥师南征，打败叛军。马援回宫受奖，顺便让兵士采摘几车薏米，随军带回京城。伏波南征获胜，皇帝加官晋爵。

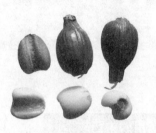

薏米

★ 治验实录 ★

病例：刘某，男，21岁，农民。三伏天下地干活，喝大量冷饮，突发性腹痛腹泻。现症：大便水样，呕吐食物，伴发热，舌红，苔黄腻，脉弦滑。曾自服诺氟沙星无效。排除他病后诊为急性胃肠炎。

辨证：胃肠湿热。

治法：清热利湿。

处方：葛根12克，藿香30克，白芷、半夏、陈皮、黄连各15克，大腹皮12克，水煎服。取大肠俞、上巨虚、脾俞、胃俞、足三里穴，用三棱针挑刺，即可将皮肉之间的"白色纤维"状物挑断，每周1次。治疗2天后，腹痛、腹泻、呕吐症状消失，恢复情况良好。

慢性胃炎是指不同的病因引起胃黏膜的慢性炎症，临床可分为浅表性胃炎、萎缩性胃炎和糜烂性胃炎。主要表现为持续性上腹部疼痛。本病属于中医"胃脘痛"的范畴。

选用的中药故事

吴茱萸 ▶▶▶

据说，当时吴国拿吴萸作贡品，进贡楚国，谁想楚王大怒："拿回去！这不是看不起堂堂楚国吗？"这时，有位姓朱的楚国大夫，急忙对楚王说："吴萸能治胃寒腹痛，还能止吐止泄。吴王听说大王有腹痛的老毛病，才选来进贡的。""胡说！"楚王喝道。"我用不着什么'吴萸'！我们国家也不需要！"朱大夫拿回家中，栽在院内。几年后，楚王忽然旧病复发，肚子痛得直冒虚汗，朝中的大夫谁也没有办法医治。朱大夫急忙用吴萸煎汤，献给楚王。楚王连喝了几剂，肚子不痛了，病好了。楚王就问朱大夫："你用的什么药啊？"朱大夫说："就是那个吴国进贡的吴萸啊！"以后朱大夫以吴

饮食停滞型 ▶▶▶▶▶▶

● **症状**

胃痛暴作，恶寒，食后痛甚，拒按，口臭，喜热饮，口不渴，苔白，脉弦数。

● **治法**

温中散寒止痛。

● **验方验穴**

1. 山楂12克，苍术12克，槟榔12克，麦芽12克，吴茱萸6克，神曲12克，甘草6克。水煎服，每日1剂。

2. 取内关、足三里、丰隆、梁丘穴针刺，平补平泻，不留针，每日1次。

3. 取中脘、内关、足三里、神阙穴，隔姜灸，每日1次。

肝气犯胃型 ▶▶▶▶▶▶

● **症状**

胃脘胀满，胸闷，嗳气频繁，脘痛连胁，恶寒，情志不舒则疼痛加重，苔白，脉沉眩。

● **治法**

疏肝理气。

萸为主制药，救活了许多快死的病人。楚王为了让人们记住朱大夫的功劳，就传旨把"吴萸"更名为"吴茱萸"。

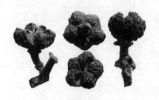

吴茱萸

● **验方验穴**

1. 柴胡12克，白芍30克，延胡索12克，香附15克，郁金12克，青皮12克，甘草6克。水煎服，每日1剂。

2. 取内关、足三里、太冲、肝俞穴针刺，用泻法，不留针，每日1次。

3. 取中脘、内关、太冲、足三里穴，太冲穴隔蒜灸，余穴隔姜灸，每日1次。

4. 取中脘、内关、足三里、太冲、肝俞穴，常规皮肤消毒后，用三棱针挑刺，即可将皮肉之间的"白色纤维"状物挑断，每周1次。

脾胃虚弱型 ▶▶▶▶▶

● **症状**

胃脘隐痛，面色萎黄，倦怠无力，嗳气频繁，舌淡苔白，脉沉无力。

● **治法**

健脾和胃。

● **验方验穴**

1. 炒白术12克，炙黄芪12克，桂枝12克，砂仁12克，吴茱萸9克，人参12克，香附12克。水煎服，每日1剂。

2. 取脾俞、足三里、胃俞、中脘穴针刺，用补法，留针30分钟，每日1次。

3. 取中脘、脾俞、足三里、胃俞、气海穴，隔姜灸，每日1次。

4. 取中脘、内关、足三里、脾俞、胃俞穴，常规消毒后，用三棱针挑刺，即可将皮肉之间的"白色纤维"状物挑断，每周1次。

瘀血停滞型 ▶▶▶▶▶

● **症状**

胃脘疼痛，嗳气频繁，痛有定处或刺痛，食后痛甚，大便黑，舌质紫，苔白，脉涩。

● **治法**

活血化瘀。

● **验方验穴**

1. 五灵脂30克，丹参12克，蒲黄15克，砂仁12克，檀香12克，白芍20克，甘草6克。水煎服，每日1剂。

2. 核桃树枝60克，煮红皮鸡蛋，加水500毫升，到鸡蛋煮熟为止，每周吃两个。

3. 取内关、足三里、血海、肝俞穴针刺，用泻法，不留针，每日1次。

4. 取中脘、血海、足三里、肝俞穴，常规消毒后，用三棱针挑刺，即可将皮肉之间的"白色纤维"状物挑断，每周1次。

肝胃郁热型 ▶▶▶▶▶

● **症状**

胃脘烧痛，烦躁易怒，泛酸嘈杂，痛势急迫，舌红，苔黄，脉数。

● **治法**

疏肝泻热和胃。

● **验方验穴**

1. 生地黄12克，沙参12克，麦冬12克，当归12克，川楝子12克，甘草6克。水煎服，每

★ 治验实录 ★

病例：有一位喜欢饮冷水的患者，胃痛多年，经常发病，痛甚时不欲饮食，左肋气窜，胃胀，泛酸水，遇凉或吃生冷食物而引发，舌苔白腻，脉弦有力。胃镜示"浅表性胃炎"。

辨证：寒湿中焦，肝胃失调。

治法：散寒除湿。

处方：苍术12克，厚朴15克，吴茱萸6克，法半夏9克，生姜3片。水煎服，每日1剂。取中脘、天枢、足三里、解溪、丰隆穴，用麦粒隔姜灸，每日1次。治疗5天后病情好转。给予香砂养胃丸，配合按摩中脘穴（脐中上4寸），顺时针按摩10分钟，用艾条灸神阙穴（脐中）3壮，以巩固疗效。

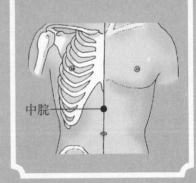

中脘

日1剂。

2. 仙人掌60克，把刺挖掉，去皮，放少量油盐煸炒，当菜吃，每周3次。

3. 取内关、足三里、天枢、肝俞穴针刺，用泻法，不留针，每日1次。

4. 取中脘、天枢、足三里、肝俞穴，常规消毒后，用三棱针挑刺，即可将皮肉之间的"白色纤维"状物挑断，每周1次。

消化性溃疡

消化性溃疡是指发生在胃、十二指肠的慢性溃疡，临床多见于青壮年，秋、冬两季易发，在剑突下正中或偏左侧疼痛，餐后2小时疼痛，进餐后消失。若在上腹部正中或偏右侧疼痛，多为十二指肠的慢性溃疡。本病属于中医"胃脘痛"的范畴。

选用的中药故事

凤凰衣 ▶▶▶

从前有个养鸡的人，她养的鸡很多，每年养的小鸡是全村最好的。由于长期劳累，她患了胃病，有时还吐酸水，有一次吐了很多血，最终病倒在床上。她在梦中看见一只凤凰，嘴里叼着一只刚出蛋壳的小鸡，身上还带着蛋壳上的白膜飞到她面前，说："你吃上凤凰衣，病就好了。"果然，她吃完后胃痛就好了。醒来后，无数刚出壳的小鸡都围在她跟前，每个蛋壳都有一层白白的膜，她

虚寒型 ▶▶▶▶▶

● 症状

胃痛，喜热喜按，饥时痛甚，饱时痛减，呕吐清水，畏寒肢冷，神倦便溏，舌淡苔白，脉细无力。

● 治法

温中健脾。

● 验方验穴

1. 凤凰衣30克，附子6克，人参6克，白术10克，乌贼骨30克，白及20克，生姜3片，大枣3枚，甘草6克。水煎服，每日1剂。

2. 取内关（左侧）、足三里（右侧）、关元、中脘、公孙、脾俞穴针刺，用补法，不留针，每日1次。

3. 取足三里、关元、中脘、公孙、脾俞、解溪穴，用麦粒隔姜灸，每日1次。

气滞型 ▶▶▶▶▶

● 症状

胃痛腹胀，痛时连及胸胁至背，泛酸，嗳气，舌淡苔白，脉沉弦。

● 治法

疏肝理气和胃。

● 验方验穴

1. 柴胡10克，香附12克，白芍20克，乌贼骨30克，砂仁15克，生姜3片，大枣3枚，凤凰衣30克。水煎服，每日1次。

2. 乌贼骨30克，猪肚1个，一块同煮，每周吃1个。

3. 取内关（左侧）、足三里（右侧）、肝俞、胆俞、脾俞穴针刺，用补法，余穴用泻法，不留针，每日1次。

4. 取中脘、足三里、太冲、脾俞、解溪穴，用麦粒灸，每日1次。

瘀血型 ▶▶▶▶▶

● 症状

胃痛如刺，食后加重，拒按，痛有定处，柏油样便，舌质紫暗，脉涩。

● 治法

化瘀通络，养血柔肝。

● 验方验穴

1. 五灵脂30克，生蒲黄20克，丹参12克，檀香12克，砂仁12克，白及12克，凤凰衣30

将蛋壳中的膜煎汤服，服了几天后胃痛就好了，服了半年以后，病就彻底痊愈了。"养鸡能手"用这种方法治了很多胃痛和胃出血的病人，效果很好，故取名"凤凰衣"。

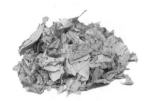

凤凰衣

★ 治验实录 ★

病例： 有一个胃痛多年的患者，经常发病，空腹痛甚，泛酸，精神不佳，柏油样大便，舌红，苔少而黄，脉弦急。胃镜示"十二指肠球部溃疡"。

辨证： 肝胃失调。

治法： 调和肝胃。

处方： 柴胡12克，白芍15克，枳实9克，吴茱萸6克，乌贼骨30克，黄连10克，青皮6克，生姜3片。水煎服，每日1剂。取中脘、胃俞、合谷、肝俞、足三里、解溪、丰隆穴针刺，平补平泻，每日1次。治疗5天后病情好转。配合炒白术研末冲服，每次6克，每日3次。艾灸公孙穴（第1

克，甘草6克。水煎服，每日1剂。

2. 取膈俞、血海、关元、中脘、公孙、脾俞穴针刺，平补平泻，不留针，每日1次。

3. 取脾俞、胃俞、胸10～12夹脊穴，常规消毒后，用三棱针挑刺，即可将皮肉之间的"白色纤维"状物挑断，每周1次。

跖骨基底部的前下缘赤白肉际处），隔姜灸太冲穴（足背第1、2跖骨结合部之前的凹陷处），每穴3壮，以巩固疗效。半年后病愈。

痢疾

痢疾，以腹痛、里急后重、下痢赤白脓血为主症，多发于夏、秋季节。

选用的中药故事

白头翁 ▶▶▶

晋代，水灾泛滥，到了秋天，痢疾流行，老百姓无钱治疗，几乎家家户户都被传染，死了很多人，尤其是妇女和儿童。葛洪看在眼里，急在心里，他夜不能寐，带领徒弟们漫山遍野地寻找治疗痢疾的药。他在一山谷深处看见一位白发苍苍的老头，手持拐杖，朝他

湿热痢 ▶▶▶▶▶▶

● **症状**

腹部阵痛，下痢赤白，里急后重，发热恶寒，胸闷口黏，苔黄腻，脉濡数。

● **治法**

清热利湿。

● **验方验穴**

1. 白头翁12克，黄连12克，黄柏15克，生大黄6克，秦皮9克。水煎服，每日1剂。

2. 取合谷、天枢、上巨虚、阴陵泉穴针刺，用泻法，每日1次。

3. 取中脘、天枢、上巨虚、大肠俞穴，常规消毒后，用三棱针挑刺，即可将皮肉之间的"白色纤维"状物挑断，每周1次。

毒性痢 ▶▶▶▶▶

● 症状

发病暴急，便下鲜血；或不下痢，只有高热，口渴，头痛，烦躁，甚至昏迷，抽风，腹部剧痛，里急后重。舌红苔黄，脉数。

● 治法

清热解毒。

● 验方验穴

1. 葛根12克，黄芩15克，黄连12克，生大黄6克，白芍12克，木香9克，槟榔12克。水煎服，每日1剂。

2. 取大椎、天枢、上巨虚、曲池穴针刺，用泻法，每日1次。

3. 取天枢、上巨虚、大肠俞穴，常规消毒后，用三棱针挑刺，即可将皮肉之间的"白色纤维"状物挑断，每周1次。

注：此型凶险，应结合西医进行抢救。

休息痢 ▶▶▶▶▶

● 症状

便下脓血，下痢时发时止，或轻或重，反复发作，久治不愈，舌淡苔白，脉弱。

走来。老头顺手将山上的一棵草采来，给了葛洪，笑眯眯地对他说："这是我们家专治痢疾的药，叫白头翁，每天服两次，服三天病就好了。"葛洪按照老头的嘱咐，将药给患者服，结果三天就好了。于是，他命令徒弟们采药，在各个村口架起一口大锅煎白头翁，路过的人每人喝一碗汤药，有病治病，无病防病，很快病情就被控制了。

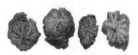

白头翁

★ 治验实录 ★

病例：医院来了一位痢疾患者，精神不佳，大便带脓血半年，服用很多药无效，求治中医针灸治疗。现症：便下脓血，下痢时发时止，或轻或重，反复发作，久治不愈，舌淡苔白，脉弱。

辨证：休息痢。

治法：健脾化湿。

处方：赤石脂12克，干姜10克，乌梅9克，伏龙肝30克。水煎服，每日1剂。配合气海、胃俞、上巨虚、神阙穴隔姜灸，每穴3壮，每日1次。治疗7天后，大便脓血减少，在上方的基础上

● **治法**

温补脾肾。

● **验方验穴**

1. 干姜15克，赤石脂12克，人参20克，柯子6克，肉桂6克，黄连12克。水煎服，每日1剂。

2. 取气海、天枢、肾俞、上巨虚、长强穴针刺，用补法，每日1次。

3. 取中脘、胃俞、上巨虚、神阙、肾俞穴，隔姜灸，每穴3壮，每日1次。

去党参，加地锦草30克。服用中药15剂即停，隔盐灸太溪穴（内踝高点与跟腱之间的凹陷中），每次3壮，每日1次，1个月后病愈。

慢性肠炎

慢性肠炎，多由急性肠炎、痢疾治疗不当转化而成，临床以大便稀、次数增多、久泻不止为主症。本病属于中医"泄泻"的范畴。

选用的中药故事

砂仁 ▶▶▶

传说很久以前，某县发生了一次范围较大的洪水，水灾退后，天气很冷，方圆数百里的人都出现腹胀、腹泻，病死的人很多，只有金花屯的人没有生病。在那里，有一种植物的叶子散发出浓郁的香味，根部发达，结有果实，叫砂仁，人们都挖

脾虚型 ▶▶▶▶▶

● **症状**

便溏，混有脓血，腹中隐痛，不思饮食，四肢无力，泻下水谷不化，四肢发凉，甚则脱肛，舌淡苔白，脉细弱。

● **治法**

温中健脾。

● **验方验穴**

1. 人参10克，附子6克，白术30克，干姜6克，甘草6克，茯苓30克，肉桂15克，山药12克。水煎服，每日1剂。

2. 取脾俞、章门、中脘、天枢、足三里穴针刺，用补

法，每日1次。

3. 取中脘、天枢、大肠俞、足三里、脾俞、神阙穴，隔姜灸，每穴3～5壮，每日1次。

肾虚型 ▶▶▶▶▶

● 症状

黎明之前肠鸣腹泻，泻后痛减，四肢发冷，甚则脱肛，舌淡苔白，脉沉细。

● 治法

温肾固肠。

● 验方验穴

1. 肉豆蔻9克，吴茱萸10克，五味子15克，生姜、大枣各适量。水煎服，每日1剂。

2. 取肾俞、章门、命门、天枢、足三里穴针刺，用补法，每日1次。

3. 取太溪、上巨虚、大肠俞、足三里、下巨虚、神阙穴，隔盐灸，每穴3～5壮，每日1次。

肝气乘脾型 ▶▶▶▶▶

● 症状

遇情志不畅而腹泻，胸胁胀闷，舌淡，苔白，脉弦。

● 治法

抑肝健脾。

来吃。有一位老农跑到金花屯，看见那里漫山遍野地生长着这种草，于是连根拔起，摘下几粒果实，带回村中，分给大家吃，结果人们的病都治好了。对于一些因受了风寒湿邪而引起胃脘胀痛的人，吃了砂仁之后，收效显著。

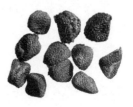

砂仁

★ 治验实录 ★

病例：有一男性，60岁，腹泻、腹胀8年，大便溏，每日2～4次，头晕，头痛，四肢无力，舌淡红，苔白腻，脉沉。医院诊断为"过敏性结肠炎"。

辨证：脾肾阳虚。

治法：温肾健脾。

处方：党参12克，白术30克，茯苓15克，炙甘草6克，熟附子6克，枸杞子15克。水煎服，每日1剂。配合肾俞、脾俞、上巨虚、大肠俞、足三里、下巨虚、神阙穴隔盐灸，每穴3～5壮，每日1次。治疗7天后病情稳定，头晕、头痛已减

● 验方验穴

1. 防风10克，白芍20克，陈皮12克，砂仁6克，白术30克。水煎服，每日1剂。

2. 取肝俞、天枢、足三里穴针刺，用补法，每日1次。

3. 取上巨虚、肝俞、足三里、下巨虚穴，常规消毒后，用三棱针挑刺，即可将皮肉之间的"白色纤维"状物挑断，每周1次。

轻，在原方的基础上加巴戟天15克，大便次数减少，每日2次。又治疗7天，腹痛、腹胀消失，原方去附子，加五味子15克，将上药研为细末，炼蜜为丸，每丸6克，每次1丸，温水送服，每日2次。将猪大肠用麻绳扎起来，放上一个鸡蛋再扎起来，再放一个鸡蛋，直到放上7个鸡蛋（红皮）扎好后，放到铁锅里煮，每天早上吃一段（一个鸡蛋一段大肠），每月吃7个，服3个月后诸症消失。

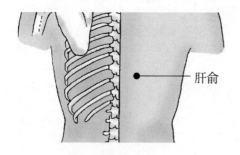

肝俞

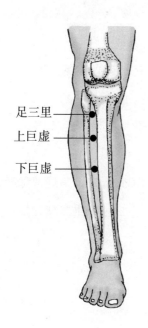

足三里
上巨虚
下巨虚

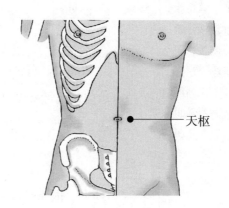

天枢

金钱草 ▶▶▶

相传很久以前，有一个县令，带领群众开山造田，筑堤治水，累得经常腰痛，还兼有腹痛，反复发作，屡治无效。孙思邈在民间搜集验方为他治病。有一个药农，给孙思邈推荐一种草，熬成汤后给县令喝。县令刚刚服完，突然有人大喊："大人，不好了，大堤塌方了！"县令一听，忘记了自己的病，急奔塌方之处，途中腹痛发作，痛得像刀割一样，急忙上厕所，尿出一块石头。孙思邈灵机一动，便把这种草都割下来，把石头包住，不久石头就缩小了。孙思邈就把这种草叫做"化石丹"，后来又叫"金钱草"。

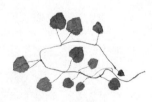

金钱草

湿热型（急性胆囊炎和慢性胆囊炎急性发作期）▶▶▶▶▶▶

● 症状

以黄疸为主，伴有恶寒发热，右胁肋及胃脘疼痛，口苦，恶心呕吐，尿赤，大便色淡。舌质红，苔黄而干，脉滑数。

● 治法

疏肝利胆，化湿清热。

● 验方验穴

1. 茵陈15克，龙胆草30克，柴胡12克，黄芩15克，栀子9克，生大黄6克，茯苓10克。水煎服，每日1剂。

2. 取期门、支沟、阳陵泉、胆俞、足三里、太冲穴针刺，用泻法，每日1次。

3. 取胆俞、肝俞、胸9～10夹脊穴，常规消毒后，用三棱针挑刺，即可将皮肉之间的"白色纤维"状物挑断，然后拔火罐，每周1次。

气滞型（慢性胆囊炎）▶▶▶▶▶

● 症状

右胁肋下隐痛，无黄疸，口苦，尿赤，大便色淡。舌质红，苔黄燥，脉弦数。

● **治法**

疏肝利胆，调气和血。

● **验方验穴**

1. 柴胡12克，黄芩15克，白芍20克，川楝子15克，枳实10克，茵陈15克，金钱草30克。水煎服，每日1剂。

2. 取胆俞、外关、支沟、阳陵泉、足三里穴针刺，用泻法，每日1次。

3. 取胆俞、肝俞、外关、胸9～10夹脊穴，常规消毒后，用三棱针挑刺，即可将皮肉之间的"白色纤维"状物挑断，然后拔火罐，每周1次。

疝痛型（慢性胆囊炎合并胆道蛔虫症） ▸▸▸▸▸

● **症状**

右胁肋下及胃脘痛，呈阵发性，伴有黄疸，微热，口苦，恶心呕吐，或吐蛔虫，口苦，尿赤，大便色淡。苔黄腻，脉弦紧。

● **治法**

疏肝止痛，清化湿热。

● **验方验穴**

1. 乌梅12克，细辛3克，黄连9克，黄柏15克，香附10克，枳实10克，茵陈15克，金钱草30克。水煎服，每日1剂。

2. 取胆俞、阳陵泉、日月穴针刺，用泻法，同时丘墟透照海，每日1次。

3. 取胆俞、日月、胸9～10夹脊穴，常规

★ 治验实录 ★

病例：王某，女，50岁。3年来经常胃痛，反复发作，误诊为胃病，久治不愈。1个月前右胁肋下隐痛，无黄疸，口苦，尿赤，大便色淡。舌质红，苔黄燥，脉弦数。B超示"慢性胆囊炎"。

辨证：肝郁气滞。

治法：疏肝理气。

处方：龙胆草10克，柴胡12克，黄芩15克，川楝子12克，香附10克，枳实10克，茵陈15克，延胡索12克。水煎服，每日1剂。配合丘墟透照海，针刺胆俞、支沟、阳陵泉、日月穴，用泻法，每日1次。取肝俞、太冲、外关、胆俞、支沟穴，常规消毒后，用三棱针挑刺，即可将皮肉之间的"白色纤维"状物挑断，每周1次。治疗7天后，病情稳定，腹痛减轻，但纳差，在原方的基础上加炒白术30克。又治疗7天，腹痛、腹胀消失。为巩固疗效，每日用金钱草10克代茶饮，半年后随访未复发。

消毒后，用三棱针挑刺，即可将皮肉之间的"白色纤维"状物挑断，然后拔火罐，每周1次。

急性黄疸型肝炎

急性黄疸型肝炎是由肝炎病毒引起的一种急性消化道传染病。临床表现为起病急，上腹部不适，肝区隐痛，恶心，呕吐，食欲减退，厌油，伴有畏寒发热，尿黄，巩膜、皮肤等处出现黄疸。

选用的中药故事

柴胡 ▶▶▶

相传很久以前，地主家有两个长工，哥哥叫柴草，弟弟叫胡草。有一天，弟弟突然一会儿发热，一会儿又发冷，不能干活。狠心的地主把生病的弟弟逐出家门，气得哥哥背起弟弟便出走了。翻越几座山后，兄弟二人又累又饿，一步都走不动了，躺在地上。前不靠村，后不靠店，哥哥四处给弟弟摘野果充饥，找了很久，都没有找到一个野果，随意在路边拔了一草根给弟弟吃。弟弟吃后不久，便感觉全身舒服多了，时冷时热的毛病也没有了。兄弟二人都认

肝胆湿热型 ▶▶▶▶▶

● **症状**

黄疸，色鲜泽，呈橘色，胁痛，口干而苦，恶心呕吐，纳差，厌油腻，小便深黄，大便干结，舌质红，苔黄腻，脉数。

● **治法**

清热利湿。

● **验方验穴**

1. 柴胡12克，茵陈15克，黄连12克，栀子9克（包煎），板蓝根30克，大黄6克，甘草6克。水煎服，每日1剂。

2. 耳穴疗法：取肝、胰、胆、脾、三焦、角窝三点、神门穴，将王不留行籽贴于穴区。嘱患者用拇、食指做间歇对压，使耳部有胀痛感，每次只取一侧穴，每周换贴2次，5次为1个疗程。肝痛者，加神门、交感穴；恶心者，加胃、食道、神门穴；腹胀者，加大肠、三焦穴。

为此野草肯定是一种药，于是便挖了一些带回去，给那些得了忽冷忽热的穷苦人煎汤喝，不料效果非常好。于是，他们俩人便用此草给人治病，治愈了很多人。后人为了纪念他们，便将此草称为"柴胡"而延续至今。

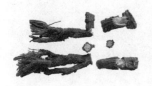

柴胡

湿困于脾型 ▶▶▶▶▶

● **症状**

身目俱黄，头重身困，胸脘痞满，纳差，腹胀，大便稀，舌苔厚而黄腻，脉弦滑。

● **治法**

利湿化浊。

● **验方验穴**

1. 苍术10克，厚朴15克，丹参9克，半夏6克，茯苓15克，白术30克，茵陈30克，板蓝根30克，枳实9克。水煎服，每日1剂。

2. 取大椎、肝俞、胆俞、期门、脾俞、足三里穴针刺，平补平泻，每日1次。

3. 取期门、侠溪、胸9～11夹脊穴，常规消毒后，用三棱针挑刺，即可将皮肉之间的"白色纤维"状物挑断，然后拔火罐，每周1次。

急黄 ▶▶▶▶▶

● **症状**

发病急剧，黄疸迅速加深，色黄如金，高热烦渴，神昏谵语，便血，皮肤出现瘀血斑点，舌质红绛，苔黄燥，脉细数。

● **治法**

清热解毒，凉营开窍。

● **验方验穴**

1. 黄连15克，大黄12克，板蓝根30克，栀子12克，甘草6克，茵陈30克。水煎服，每日1剂。

2. 取期门、大椎、肝俞、胆俞、曲池、太冲穴针刺，用泻法，每日1次。

3. 取太冲、侠溪、胸9～11夹脊穴，常规消毒后，用三棱针挑刺，即可将皮肉之间的"白色纤维"状物挑断，然后拔火罐，每周1次。

阴黄 ▶▶▶▶

● 症状

身目俱黄，黄色如烟熏，纳差，腹胀，大便不爽或稀，神倦怕冷，头重身困，胸脘痞满，舌质淡，舌苔腻，脉沉迟。

● 治法

健脾和胃。

● 验方验穴

1. 茵陈15克，鳖甲30克，附子6克，白术30克，干姜9克，郁金15克，厚朴12克，丹参12克，茯苓15克。水煎服，每日1剂。

2. 取肝俞、期门、脾俞、足三里穴针刺，平补平泻，每日1次。

3. 取期门、脾俞、足三里、胸9～11夹脊穴，常规消毒后，用三棱针挑刺，即可将皮肉之间的"白色纤维"状物挑断，然后拔火罐，每周1次。

★ 治验实录 ★

病例：刘某，女，48岁。
主诉：身黄、乏力7天。现症：皮肤、巩膜呈橘黄色，恶心，厌油腻，口苦咽干，尿黄，大便色白。舌苔薄白，脉弦滑。实验指标：黄疸指数80单位，凡登白试验迟缓阳性，胆红素大于4毫克％，尿三胆阳性，谷丙转氨酶500单位，谷草转氨酶245单位。检查：腹部平坦柔软，肝脏在剑突下两指触及。
辨证：湿热内蕴。
治法：清热化湿祛黄。
处方：茵陈30克，柴胡12克，栀子10克，黄连15克，板蓝根30克，大黄9克，丹参10克，滑石30克。水煎服，每周1次。取期门、胆俞、侠溪、胸9～12夹脊穴，常规消毒后，用三棱针挑刺，即可将皮肉之间的"白色纤维"状物挑断，然后拔火罐，每周1次。结合输液，治疗15天后，黄疸已基本消失，黄疸指数20单位，谷丙转氨酶80单位。在上方的基础上去大黄，加鸡内金30克，白术15克，治疗7天后病愈。取丹参6克，绿豆6克，大枣3枚，代茶饮3个月，用以保肝。

慢性肝炎

慢性肝炎，指由急性乙型肝炎、急性丙型肝炎等久治不愈，病程超过半年，而转为慢性的肝炎。也有很多患者感染肝炎病毒后，起病隐匿，发现时已经成为慢性肝炎。慢性肝炎的传染性较强。

选用的中药故事

茵陈 ▶▶▶

相传，有一个病人，面色姜黄，眼睛凹陷，极度消瘦，找到华佗治病。华佗诊断为黄痨（黄疸），华佗说："苦无良药，无法治愈。"

半年后，华佗又碰见那个病人，发现他变得非常健康，身体强壮，满面红润。华佗大吃一惊，急忙问道："你这病是哪位医生治好的？"那人答道："我没请医生看，病是自己好的。因为春荒没粮，我吃了一种绿茵茵的野草。"病人带华佗走到山坡上，华佗一看是青蒿，便采集了一些，给其他得黄痨的病人服，却无效果。华佗又去问患者，他告诉华佗："我是三月里吃的。"第二年春天，华佗又采集了许多三月间的青蒿，给得黄痨的病人服用，果然吃一个好一

气滞血瘀型 ▶▶▶▶▶

● **症状**

两胁胀痛或刺痛，面色晦暗，肝脾肿大，纳差，苔薄，脉弦。

● **治法**

疏肝理气，活血止痛。

● **验方验穴**

1. 柴胡10克，当归15克，赤芍9克，茵陈9克，鳖甲30克，虎杖15克，郁金12克，莪术9克。水煎服，每日1剂。

2. 取行间、膈俞、三阴交、胸8～10夹脊穴针刺，平补平泻，每日1次。

3. 用艾叶、茵陈制成艾绒，取期门、胸8～10夹脊穴三角灸，每穴3～5壮，每日1次。

脾胃虚弱型 ▶▶▶▶▶

● **症状**

疲乏无力，面色萎黄，肝脾肿大，纳差，大便溏薄，自汗，苔薄白，脉细无力。

● **治法**

健脾和胃。

个，但过了一个月后，治疗黄痨的效果并不佳，却对午后发热的病人有神效。又吃了三个月，青蒿又没有功效了。

为了摸清青蒿的药性，第三年，华佗把根、茎、叶进行分类研究，发现只有幼嫩的茎叶可以入药治病，在阴历的三月茵陈治黄痨效果最好，在四月治虚劳有奇效，五六月青蒿又没有功效了，并取名"茵陈"。他还编了一首歌供后人借鉴："三月茵陈四月蒿，五月六月当柴烧，三月茵陈治黄痨，四月青蒿治虚劳。"

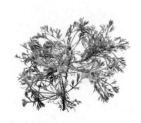

茵陈

● **验方验穴**

1. 人参10克，白术20克，鳖甲30克，丹参12克，茵陈9克，虎杖30克，茯苓15克，草豆蔻9克。水煎服，每日1剂。

2. 取足三里、三阴交、中脘、胸8～10夹脊穴针刺，平补平泻，每日1次。

3. 取足三里、脾俞、胃俞、中脘、胸8～10夹脊穴，常规消毒后，用三棱针挑刺出血，然后拔火罐，每周1次。

气阴两虚型 ▶▶▶▶▶

● **症状**

头晕，五心烦热，疲乏无力，肝区隐痛，或有低热，腹胀，肝脾肿大，纳差，舌质红，苔薄白，脉细。

● **治法**

益气补阴。

● **验方验穴**

1. 西洋参9克，当归12克，白术30克，鳖甲9克，丹参12克，川楝子15克，谷麦芽30克，白芍20克。水煎服，每日1剂。

2. 取三阴交、太溪、内庭、胸8～10夹脊穴针刺，平补平泻，每日1次。

3. 取内庭、三阴交、中脘、胸8～10夹脊穴，常规消毒后，用三棱针挑刺出血，然后拔火罐，每周1次。

肝脾不和型 ▶▶▶▶▶

● **症状**

两胁胀痛，大便不实，疲乏，肝脾肿大，纳差，苔薄白，脉弦细。

● **治法**

　疏肝健脾。

● **验方验穴**

　1. 党参10克，白术30克，香附12克，茯苓15克，鳖甲30克，川楝子9克，延胡索15克，丹参12克，白芍30克。水煎服，每日1剂。

　2. 取肝俞、脾俞、胸8～10夹脊穴，常规消毒后，用三棱针挑刺出血，每周1次。

　3. 用艾叶、丹参制成艾绒，取脾俞、三阴交、中脘、胸8～10夹脊穴三角灸，每穴3～5壮，每日1次。

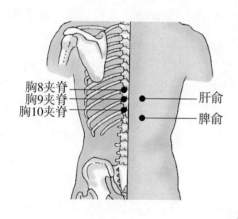

胸8夹脊　胸9夹脊　胸10夹脊　肝俞　脾俞

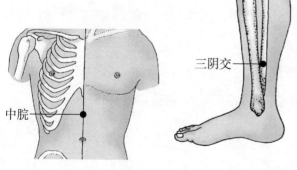

中脘　三阴交

★ 治验实录 ★

病例：王某，女，36岁，兰州人。患者3年前曾患急性肝炎。现症：头晕，五心烦热，疲乏无力，肝区隐痛，或有低热，腹胀，肝脾肿大，纳差，舌质红，苔薄白，脉细。化验检查：谷丙转氨酶每升160单位，两对半提示"大三阳"。

辨证：气阴两虚。

治法：益气补阴。

处方：党参10克，当归12克，白术20克，鳖甲15克，丹参9克，川楝子12克，五味子15克，麦冬30克。水煎服，每日1剂。取内庭、三阴交、中脘、胸8～10夹脊穴，常规消毒后，用三棱针挑刺出血，然后拔火罐，每周1次。依照上述方法，持续用药1个月，病情好转。取鳖甲、丹参、茵陈、虎杖、灵芝、绿豆各等份，研成细末，每次服6克，每日3次，连服半年。化验检查：谷丙转氨酶每升40单位，两对半提示"小三阳"。

肾炎在临床上分为急性和慢性两种。急性肾炎指急性肾小球肾炎，以感染后变态反应引起的两侧肾脏弥漫性肾小球损害为主。起病急，病程短，主要表现为水肿、高血压、血尿、蛋白尿等。慢性肾炎，指由急性肾炎等多种原因引起的原发性肾小球的一组免疫性炎症性疾病，起病缓慢，病程长，主要表现为水肿、高血压、蛋白尿等。本病属于中医"阳水""阴水""水肿病"等范畴。

选用的中药故事

山萸肉 ▶▶

　　在山东，有一户单地主，整天花天酒地，无恶不做，单地主五十岁还没有孩子，并且经常头晕，腰膝酸软，五心烦热。他四处求医，医生都说他的病是肾阴虚，治不好。他很发愁，晚上梦见一位老奶奶对他说："你想要孩子，必须行善积德，救济众生，今年干旱，百姓无粮，应当开仓分粮。"第二天，他把家里的粮食分给百姓，救活一大批人。第二年，他又梦见那个老奶奶手里拿着一束树枝，上面结满红果，对他说："你到陕西来，这里有一种药，吃了以后对你的身体有帮助。"他驱车背粮到了陕西，看到漫山遍野的红果，采了一大车回到山东，除了自己吃，也分给有肾病的人吃。十年后，

急性肾炎

风水泛滥型 ▶▶▶▶▶

● 症状

　　眼睑浮肿，甚则四肢及全身皆肿，来势迅速，恶寒发热，关节酸痛，小便不利，舌质红，脉浮数。

● 治法

　　散风清热，宣肺行水。

● 验方验穴

　　1. 黄芪30克，麻黄6克，石膏30克，杏仁12克，玉米须30克，甘草6克，生姜3片，大枣3枚。水煎服，每日1剂。

　　2. 取水分、气海、三焦俞、肺俞、人中穴针刺，用泻法，每日1次。

　　3. 取肾俞、水分、肺俞、偏历穴，其中肾俞隔盐灸，余穴用麦粒灸，每穴3～5壮，每日1次。

水湿浸渍型 ▶▶▶▶▶

● 症状

　　眼睑浮肿，全身水肿，按之没指，小便短少，肢体困重，胸闷，纳呆，苔白腻，脉沉缓。

单地主喜得四男两女，他也治好了许多人的肾病，给这药取名为"山茱萸肉"。

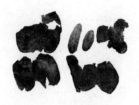

山茱萸肉

● **治法**

健脾化湿，通阳利水。

● **验方验穴**

1. 黄芪40克，赤小豆30克，冬瓜皮12克，白术30克，桑白皮6克，大腹皮15克，茯苓皮9克，姜皮9克。水煎服，每日1剂。

2. 取水分、气海、三焦俞、足三里穴针刺，平补平泻，每日1次。

3. 取水分、肺俞、合谷穴麦粒灸，每穴3～5壮，每日1次。

水湿壅盛型 ▶▶▶▶▶

● **症状**

遍体水肿，皮肤紧绷光亮，胸脘胀闷，烦热口渴，小便短少，苔黄腻，脉濡数。

● **治法**

分利湿热。

● **验方验穴**

1. 槟榔6克，赤小豆30克，羌活12克，秦艽15克，大腹皮15克，茯苓皮9克，泽泻12克，姜皮9克。水煎服，每日1剂。

2. 取水分、肺俞、三焦俞、足三里穴针刺，平补平泻，每日1次。

3. 取水分、肾俞、合谷穴麦粒灸，每穴3～5壮，每日1次。

慢性肾炎

脾虚不运型 ▶▶▶▶▶

● **症状**

浮肿，腹胀，面色萎黄，便稀，尿少，舌质淡，苔白，脉细。

● **治法**

健脾利湿。

● **验方验穴**

1. 生黄芪30克，党参15克，白术30克，泽泻12克，茯苓15克，桑白皮12克，木瓜15克，苏叶12克，砂仁12克。水煎服，每日1剂。

2. 取水分、肺俞、脾俞、足三里穴，平补平泻，每日1次。

3. 取水分、肾俞、阴陵泉穴麦粒灸，每穴3～5壮，每日1次。

肝肾两虚型 ▶▶▶▶▶

● **症状**

头痛，头晕，耳鸣，心烦，易着急，目干涩，腰膝酸软，五心烦热，盗汗，舌质红，脉细数。

● **治法**

滋阴潜阳。

● **验方验穴**

1. 生地黄、熟地黄各10克，山萸肉12克，丹皮9克，旱莲草12克，桑白皮30克，大腹皮12克，甘草6克。水煎服，每日1剂。

2. 取水分、肺俞、肾俞、肝俞穴针刺，平补平泻，每日1次。

3. 取水分、肾俞、太溪穴麦粒灸，每穴3～5壮，每日1次。

脾肾两虚型 ▶▶▶▶▶

● **症状**

浮肿，纳差，饭后腹胀，腰膝酸软，怕冷，便稀，尿少，四肢发凉，舌质淡，苔少，脉沉细。

● **治法**

温补脾肾。

● **验方验穴**

1. 熟附子6克（先煎1小时），干姜9克，白术30克，大腹皮12克，厚朴12克，木瓜9克，山萸肉9克，甘草6克。水煎服，每日1剂。

2. 取水分、脾俞、肾俞、命门穴针刺，平补平泻，每日1次。

3. 取水分、脾俞、肾俞、命门穴麦粒灸，每穴3～5壮，每日1次。

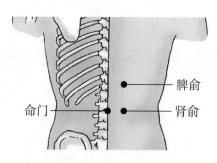

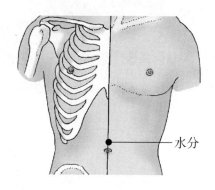

★ 治验实录 ★

病例：刘某，女，48岁。两年来，反复出现水肿，时轻时重，医院诊断为肾病综合征。经多方治疗，其效甚微。近1个月来病情加重，下肢尤重。现症：全身皆肿，按之凹而不起，下肢肿甚，阴囊肿胀如鼓，小便不利，大便艰涩，舌质胖，苔白腻，脉沉涩。

辨证：脾肾两虚。

治法：温补脾肾，利水消肿。

处方：干姜6克，茯苓30克，附子6克（先煎1小时），巴戟天30克，白术20克，大腹皮15克，生姜3片，大枣3枚。水煎服，每日1剂。凤眼草30克，小米30克，熬粥喝，每天早上喝1碗。山药500克，猪腰1对，炒菜吃，每周2次。配合水分、脾俞、肾俞、气海、足三里穴麦粒灸，每穴3～5壮，每日1次。治疗10次后，浮肿减轻，并将上药研细末，每次冲服6克，每日3次。麦粒灸治疗改为每周2次，治疗2个月后，症状基本消失。

尿路感染

尿路感染，指细菌侵犯尿道，引起尿道、膀胱、输尿管、肾盂和肾脏发炎所致。临床上以膀胱炎与肾盂肾炎为多见，女性多于男性。本病属于中医"淋证""癃闭"等范畴。

选用的中药故事

车前草 ▶▶

相传，名将霍去病在一次抗击匈奴的战争中，被匈奴围困在一个荒无人烟的地方。粮草将尽，水源不足，将士们纷纷病倒，许多人小便淋漓不尽，尿赤、尿痛。霍将军焦急万分。将军的马夫忽然发现所有的战马都安然无恙，他将观察结果报告给将军。原来，这些战马没事，是由于吃了长在战车前面的一种野草。霍将军立即命令将士们用这种野草煎汤喝。将士们喝了这种野草汤以后，皆奇迹般地痊愈了。因为这种草是生长在停放的战车面前，所以就将这种野草取名为"车前草"。

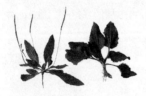

车前草

湿热下注型 ▶▶▶▶▶

● **症状**

尿痛、尿急、尿频，口干，喜凉，或有发热，腰痛。舌质红，苔黄腻，脉滑数。

● **治法**

清热利湿解毒。

● **验方验穴**

1. 瞿麦12克，茯苓12克，栀子9克，竹叶6克，车前草10克，甘草12克，滑石15克。水煎服，每日1剂。

2. 取肾俞、膀胱俞、三阴交、中极穴针刺，用泻法，每日1次。

3. 耳穴疗法：取肾、膀胱、尿道、交感穴耳针治疗，隔日1次，中强刺激。

阴虚火旺型 ▶▶▶▶▶

● **症状**

低热，手足心热，尿痛、尿急、尿频，口干，喜凉，或有发热，腰酸、腰痛，两腿酸软无力。舌质红，少苔，脉沉而数。

● **治法**

滋阴清热解毒。

● **验方验穴**

1. 瞿麦12克，黄柏12克，知母6克，生地黄9克，泽泻12克，丹皮9克，山药12克，旱莲草6克。水煎服，每日1剂。

2. 取三焦俞、膀胱俞、曲泉、中极穴针刺，用泻法，每日1次。

3. 耳穴疗法：取膀胱、尿道、交感、神门穴耳针治疗，隔日1次，中强刺激。

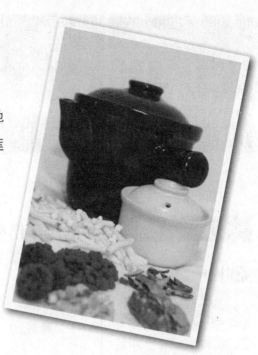

脾肾两虚型 ▶▶▶▶▶

● **症状**

久淋不愈，尿痛、尿急、尿频，小腹坠痛，肢体浮肿，乏力，腰痛。舌质淡，苔白，脉沉细无力。

● **治法**

健脾补肾。

● **验方验穴**

1. 附子3克，人参6克，茯苓15克，泽泻6克，甘草梢9克，山药9克，山萸肉9克。水煎服，每日1剂。

2. 取肾俞、三焦俞、中极、三阴交、次髎穴针刺，用补法，每日1次。

3. 耳穴疗法：取肾、膀胱、尿道、皮质下、神门穴耳针治疗，隔日1次，弱刺激。

★ 治验实录 ★

病例：张某，女，43岁。尿痛、尿急、尿频3天，喜凉，腰痛，纳可，大便正常。舌质红，苔黄腻，脉滑数。

辨证：湿热下注。

治法：清热利尿。

处方：生地黄10克，栀子10克，淡竹叶15克，银花15克，甘草梢9克。水煎服，每日1剂。配合中极、水道、三阴交穴针刺，用泻法。治疗3天后痊愈。

糖尿病

糖尿病是一种常见的内分泌代谢性疾病，由于胰岛素绝对或相对不足，引起糖、脂肪、蛋白质、水及电解质等代谢紊乱，出现高血糖和糖尿等症状。早期无明显症状，晚期出现"三多一少"的典型症状，重者常并发酮症酸中毒、高渗性昏迷。本病属于中医"消渴"的范畴。

选用的中药故事

桑叶 ▶▶▶

从前有一个长工，给地主干活，累得腰都弯了，头发都白了，一年到头只吃糠咽菜，狠心的地主只给他几麻袋桑叶，让他用桑叶和玉米做饼充饥。没想到长工吃了半年，奇迹出现了，腰直了，满头的白发也变黑了，满面红光。地主感到很奇怪，自己患有消渴病，总治不好，就问长工："你吃的什么养生的药，你告诉我，你想要什么我都给你。"长工说："把你的女儿嫁给我，我保证你身体健康。"地主答应把女儿嫁给他。从此以后，长工每天给地主吃一个玉米桑叶饼，并让他每天下地干活。一年后，地主的病也好了。现在，桑叶可用来降低血糖。

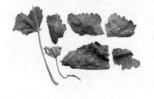

桑叶

肺热津伤型 ▶▶▶▶▶

● **症状**

烦渴多饮，口干舌燥，尿频量多，舌红少津，苔薄黄而干，脉数。

● **治法**

清热润肺，生津止渴。

● **验方验穴**

1. 生地黄12克，淡竹叶15克，黄芪9克，麦冬15克，当归30克，黄芩15克，白芍12克，石膏30克，桑叶20克。水煎服，每日1剂。

2. 天花粉30克，粳米30克，猪胰1个。先将猪胰切片，和粳米一起煮，冲服天花粉（研细末），每日1剂。

3. 取肺俞、胃俞、膈俞、少商、鱼际穴针刺，平补平泻，每日1次。

胃热炽盛型 ▶▶▶▶▶

● **症状**

多食善饥，形体消瘦，口渴多饮，小便频数、色黄，大便秘结或干燥，舌质红或带芒刺，脉滑数。

● **治法**

清胃泻火，养阴增液。

● **验方验穴**

1. 石膏30克，知母9克，山药20克，生地黄15克，麦冬15克，黄连9克，栀子15克。水煎服，每日1剂。

2. 取水泉、膈俞、胃俞、内庭穴针刺，平补平泻，每日1次。

3. 耳穴疗法：取胃、内分泌、脾穴，用皮针进行埋针，每周1次。

阴虚火旺型 ▶▶▶▶▶

● **症状**

尿频量多，混浊如膏，尿甜，咽干口燥，舌红，脉沉细。

● **治法**

滋阴补肾。

● **验方验穴**

1. 熟地黄30克，丹皮9克，山药20克，知母9克，山萸肉30克，茯苓9克，龟板15克，桑螵蛸10克，麦冬15克。水煎服，每日1剂。

2. 取水泉、膈俞、胃俞、内庭穴针刺，平补平泻，每日1次。

3. 耳穴疗法：取胃、内分泌、脾穴，用皮针进行埋针，每日1次。

阴阳两虚型 ▶▶▶▶▶

● **症状**

夜尿频数，饮一溲一，腰酸腿软，形寒肢冷，面色黧黑，头晕乏力，耳轮焦干，大便稀溏，舌质淡胖，舌苔薄白，脉沉细无力。

● **治法**

温阳滋肾固摄。

● **验方验穴**

1. 附子6克，怀山药15克，肉桂6克，山萸肉10克，茯苓10克，泽泻10克，桑螵蛸15克。水煎服，每日1剂。

2. 粳米30克，黄芪30克，猪胰1个。先将猪胰切片，和粳米一起煮，每周吃1个。

3. 取肾俞、关元、足三里、太溪、照海、膈俞穴麦粒灸，每穴各灸19壮。

脾肾阳虚型 ▶▶▶▶▶

● **症状**

畏寒怕冷，腹部怕凉，气短，腰膝酸软无力，面色黧黑，小便频数，量多或清长，五更泄泻。舌质淡，舌苔白润，脉沉细弱。

● **治法**

健脾温肾。

● **验方验穴**

1. 附子9克，补骨脂10克，白术10克，桂枝9克，干姜10克，山药15克，肉豆蔻15克。水煎服，每日1剂。

2. 取肾俞、脾俞、关元、足三里、命门、三阴交穴针刺，用补法，每日1次。

3. 取照海、太溪、肾俞、脾俞、神阙穴三角灸，每穴各灸3～5壮，关元穴隔姜灸9壮。

瘀血内阻型 ▶▶▶▶▶

● **症状**

形体日渐消瘦，伴胸闷胸痛、刺痛，或

★ **治验实录** ★

病例： 何某，男，50岁。

主诉： 多饮、多尿、多食、乏力、体重下降2个月。

现症： 烦渴多饮，口干舌燥，尿频量多，舌红少津，苔薄黄而干，脉数。空腹血糖9.5mmol/L，餐后血糖20.5mmol/L，尿糖（++）。

辨证： 肺热津伤。

治法： 清热润肺，生津止渴。

处方： 生地黄12克，人参6克，天花粉15克，黄连9克，葛根15克，沙参10克，麦冬15克。水煎服，每日1剂。配合艾灸肺俞、胃俞、膈俞、少商穴，每穴灸3～5壮，每日1次。山药500克，猪胰1个，先将猪胰切片，和山药一起炒，每日吃1次。治疗20余天后，症状减轻，精神好转，空腹血糖6.8mmol/L，尿糖（+）。为巩固疗效，取麦冬6克，桑叶9克，葛根6克，天花粉9克，代茶饮。半年后检查，空腹血糖6.2mmol/L，尿糖（-）。

注意： 本病最好中西医结合治疗。

上、下肢疼痛，或肢体麻木，半身不遂，舌紫暗或淡暗，有瘀点，脉细涩。

● **治法**

活血化瘀，益气养阴。

● **验方验穴**

1. 生黄芪30克，当归10克，怀山药30克，水蛭6克，丹参12克，桃仁10克，西洋参12克。水煎服，每日1剂。

2. 猪胰1个，山药500克，加入调料，入锅煸炒，每周吃2次。

3. 取肝俞、膈俞、关元、血海、足三里穴针刺，平补平泻，每日1次。

类风湿性关节炎

类风湿性关节炎是风湿病的一种类型，属于免疫性疾病。呈对称性，累及全身周围性关节。本病属于中医"痹证"的范畴。

选用的中药故事

桑枝 ▶▶▶

当年华佗走到魏国时，遇到一位大地主的夫人前来就诊。因为她家有钱有势，当地医生给她开的药都是人参、鹿茸等的补品，屡治不效。她生不如死，躺在床上，四肢关节变形、红肿，昼夜疼痛难忍，生活不能自理。华佗诊断后，说："你这是

湿热型 ▶▶▶▶▶

● **症状**

多个关节痛，红肿热痛，得冷稍舒，发热，以下肢关节为重，甚则膝关节积液，苔黄燥，脉滑数。

● **治法**

清热通络，祛风除湿。

● **验方验穴**

1. 生地黄12克，知母10克，忍冬藤30克，独活12克，黄柏9克，桂枝12克，苍术20克，甘草9克。水煎服，每日1剂。

2. 取胸1～腰5夹脊穴、督脉穴，将寻骨风、桑枝、丹参、忍冬藤、土鳖虫、艾叶各等份，研细末，隔蒜灸，每穴3壮。

3. 取身柱、太冲、大椎、曲池、梁丘、阳陵泉、膝阳关穴，常规消毒后，用三棱针挑刺，即可将皮肉之间的"白色纤维"状物挑断，然后拔火罐，每周1次。

寒湿型 ▶▶▶▶▶

● **症状**

多个关节痛处不定，呈游走性，怕冷，或关节屈伸不利，得热痛减，苔白，脉沉紧。

● **治法**

温经散寒，祛湿通络。

● **验方验穴**

1. 桑枝15克，桂枝9克，川乌3克，草乌3克，苍术12克，薏苡仁30克，当归12克，甘草9克。水煎服，每日1剂。

2. 取胸1～腰5夹脊穴、督脉穴，将桂枝、川乌、细辛、蜂房、土鳖虫、艾叶各等份，研细末，隔蒜灸，每穴3壮，每日1次。

3. 取足三里、膈俞、血海、肩髎、天井、身柱、梁丘、阳陵泉、膝阳关、风市、昆仑穴针刺，每次选3～5穴，平补平泻，然后加拔火罐，每日1次。

湿热阻络，必须由我们给你取药。"华佗每天都叫他的徒弟到山上采桑枝，煎一大碗给她喝。治疗一个月后，病情好转，服药半年后便能下床走路了。大地主看到夫人的病好了，想感谢华佗，但是华佗不高兴，说："你这么有钱，应该多拿出些银子来。"于是地主又拿出一些金银来，华佗让徒弟把这些金银都分给那些没钱治病的穷人。

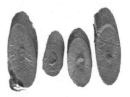

桑枝

★ 治验实录 ★

病例：薛某，男，49岁。
主诉：四肢多个关节肿痛6年，关节畸形半年余。患者于6年前无明显诱因出现右手第3近指关节肿胀、疼痛，活动不利，伴晨僵现象，次年累及左膝关节，医院确诊为"类风湿关节炎"。经中西医治疗，病情未得到有效控制。2008年12月9日，患者因双膝关节红肿、疼痛，行走较困难，坐轮椅。现症：双手各关节、双膝关节肿大疼痛，活

肝肾亏虚型 ▶▶▶▶▶

● 症状

关节疼痛日久，筋脉拘急牵引，关节屈伸不利，肌肤麻木不仁，苔白腻，脉濡缓。

● 治法

补益肝肾，祛风散寒。

● 验方验穴

1. 附子6克，薏苡仁30克，白术12克，秦艽9克，独活12克，桑寄生9克，乌梢蛇15克，甘草6克。水煎服，每日1剂。

2. 取胸1～腰5夹脊穴、督脉穴，将川乌、桑寄生、独活、细辛、艾叶各等份，研细末，隔姜灸，每穴3壮，每日1次。

3. 取肾俞、肝俞、足三里、肩髎、天井、身柱、梁丘、阳陵泉、膝阳关、风市、昆仑穴针刺，每次选3～5穴，用补法，每日1次。

痰瘀阻络型 ▶▶▶▶▶

● 症状

关节疼痛反复发作，关节肿大，甚则变形，关节屈伸不利，舌质紫暗，苔白腻，脉细涩。

● 治法

活血化瘀，祛风散寒。

● 验方验穴

1. 当归12克，苍术10克，乌梢蛇20克，蜈蚣1条，胆南星10克，土鳖虫12克，独活12克，甘草9克。水煎服，每日1剂。

动不利，双手部分近指、掌指关节变形，晨僵现象明显，精神较差，气短乏力，纳呆食少，夜寐一般，二便如常。舌质红，苔黄腻，脉沉涩。辅助检查：血沉80mm/h，类风湿因子阳性，ASO阳性，C反应蛋白60。膝关节间隙狭窄，边缘骨质增生，骨质疏松明显。

辨证：湿热侵袭，肝肾亏虚。

治法：补益肝肾，清热祛湿通络。

处方：石膏30克，知母15克，桂枝6克，桑枝30克，忍冬藤30克，水蛭6克，杜仲9克，僵蚕12克，甘草9克。水煎服，每日1剂。取胸1～腰5夹脊穴、督脉穴，将知母、水蛭、忍冬藤、土鳖虫、艾叶各等份，研细末，隔蒜灸，每穴3壮。雪莲花30克，接骨丹10条，酒500克，将药泡入酒中，7天后，用药酒洗各关节，每日1次。牛脊椎骨1000克，海带50克，煮汤，每周2～3次。秦艽30克，茵陈20克，老鹳草30克，研细末，每天晚上取50克放入木桶中，加入热水1000毫升，泡脚30分钟。治疗2个月后，双膝

2. 取胸1～腰5夹脊穴、督脉穴，将川乌、丹参、独活、乌梢蛇、红花、土鳖虫、艾叶各等份，研细末，隔姜灸，每穴3壮，每日1次。

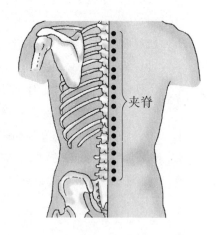

夹脊

关节疼痛减轻，离开轮椅能拄拐棍走路。为巩固疗效，在上方的基础上去水蛭，加乌梢蛇10克，白术30克，桑寄生30克，研细末，每次冲服6克，每日2次。1年后检查：血沉15mm/h，类风湿因子阳性，ASO阴性，C反应蛋白0，能骑自行车上班。

脑梗死

脑梗死包括脑动脉血栓形成和脑栓塞。由于脑动脉血管粥样硬化，造成脑组织缺血、缺氧，使脑组织局部软化坏死，致管腔狭窄或闭塞。脑栓塞主要因为心脏栓子脱落，或全身其他部位血栓脱落，阻塞脑动脉而引起脑栓塞。

选用的中药故事

黄芪 ▶▶▶

相传，清代嘉庆年间，清朝军机大臣患中风后半身不遂、口角流涎、语言不利、小便失禁，经皇上派来的太医久治无效。这时，请来了王

脉络空虚、风邪阻络型 ▶▶▶▶▶

● **症状**

口眼㖞斜，口角流涎，言语不利。半侧肢体肌肤不仁，手足麻木，不能握物，甚至半身不遂，可有肢体拘急，关节酸痛。舌质暗，苔薄黄，脉弦浮或弦细。

● **治法**

养血活血，祛风通络。

清任。

王清任应允前往探究，经望、闻、问、切四诊合参之后，又看了太医开的药，说："方中当归通经活络，赤芍和川芎利血活血，红花和桃仁活血祛瘀，地龙化瘀通络，是一个活血通络的方剂。"家人又问："服了这些药，却没有什么效果，原因何在？"王清任回答："因为这方子缺少一味君药——黄芪，故缺乏补阳之动力，如果重用黄芪，气行则血行，身体方可恢复元气。"病人家属按照王清任修改的方子抓药，重用黄芪，服了三剂之后，病情好转。服药半个月后，病人便可下床移步了，不久逐渐康复。王清任善用黄芪，补阳还五汤是其代表方剂，多为后世医家所沿用，成为治疗中风偏瘫之经典名方。

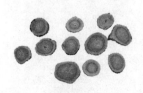

黄芪

● **验方验穴**

1. 麻黄12克，秦艽12克，生地黄12克，石膏10克，羌活12克，独活6克，川芎6克，黄芩10克，细辛3克，防风10克。水煎服，每日1剂。

2. 取太阳、风府、廉泉、风池、合谷、阳陵泉、绝骨、太渊、手三里、大椎、曲池穴针刺，四神聪透百会。头针平补平泻，其他穴位根据辨证使用补泻手法。每次选用5～7穴，每日1次，每次留针40分钟，10天为1个疗程。语言不利者加廉泉、通里、哑门穴；流涎者加地仓、承浆穴。

3. 取十二井穴或十宣穴（交替使用），用三棱针点刺放血，隔日1次，每次选用3～5穴。头痛眩晕或耳门动脉搏动明显者，加耳尖、大椎、太阳、百会穴放血。

4. 取绝骨、足三里穴三角灸，每次3～7壮，适用于中风先兆者。

肝肾阴虚、痰火上扰型 ▶▶▶▶▶

● **症状**

平素头晕头痛，心烦易怒，口舌生疮，耳鸣眩晕，少寐多梦，五心烦热，腰膝酸软，口眼㖞斜，视物不清，声音嘶哑，舌强语謇，半身不遂，舌质红或苔腻，脉弦滑。

● **治法**

滋阴潜阳，息风通络。

● **验方验穴**

1. 怀牛膝30克，生龙骨30克，胆南星、生白芍、天冬各10克，玄参10克，生地黄10克，醋龟板10克，竹茹6克。半身不遂者加钩藤、穿山甲、石菖蒲、龙齿、丹参、夜交藤。水煎服，每日1剂。

2. 取廉泉、合谷、太溪、肝俞、三阴交、丰隆穴针刺，四神聪透百会，头针平补平泻，太溪穴用补法，其他穴位按照辨证选用补泻手法。

3. 取曲池、内关、合谷、阳陵泉、足三里、三阴交穴，用三棱针点刺放血，每次3～5穴，配合双侧手足十指尖点刺出血6滴以上，隔日1次。

4. 取大椎、肝俞、膏肓穴隔蒜灸；取肾俞、腰阳关、命门、至阳穴隔姜灸；取太溪、涌泉穴隔盐灸。隔日1次，每次3～7壮。

痰瘀内阻型 ▶▶▶▶▶

● **症状**

突然眩晕，恶心呕吐，舌强语謇，视物模糊，肢体麻木，吞咽困难，喝水发呛，或半身不遂，头胀，胸闷，纳呆，舌质暗红而胖，苔白腻或黄腻，脉弦滑。

● **治法**

活血化痰，息风醒脑。

● **验方验穴**

1. 天麻10克，生石决明30克，藜芦12克，皂角12克，九节菖蒲10克，全蝎10克。水煎服，每日1剂。

2. 取丰隆、隐白、天枢、解溪、公孙穴针刺，每次选6～8穴，每日1次，每次留针40分钟，20天为1个疗程。隐白穴用补法，其他穴位按照辨证选用补泻手法。足内翻者加昆仑穴；足外翻者加丘墟穴；手腕下垂者加阳谷、后溪、阳池穴。

病例：刘某，女，61岁。

主诉：右半身活动不利1年余。**病史：**患者1年前患中风，CT示多发性脑梗死，右半身瘫痪。经多方治疗，症状好转。现症：走路时步态不稳，右手活动不利、不能握物、发凉、麻木、肿胀，头晕，大便干，小便频，舌质红，苔少，脉弦细。查体：右上肢活动不利，右手腕关节痉挛，拇指内收，远端肌力3级，近端肌力4级，肌张力高，手指肿胀，伸屈困难；右下肢肌力4级，肌张力高，走路时呈偏瘫步态，足内翻。

辨证：肝肾阴虚，肝阳上亢。

治法：补益肝肾，滋阴潜阳。

处方：滋阴息风汤加减。天麻30克，生地黄10克，钩藤15克，地龙10克，丹参10克，枸杞子10克，女贞子15克，怀牛膝30克，龟板10克，川木瓜10克，山药30克，麦冬12克，龙骨30克。水煎服，每日1剂。取四神聪透百会、风池、曲池、手三里、合谷、

3. 取百会、大椎、中脘、足三里、丰隆、脾俞、胃俞穴三角灸，每次3~7壮，隔日1次。

4. 取百会、四神聪、风池、合谷、肩井穴，用三棱针点刺放血，隔日1次，每次选用3~5穴，或手足十二井穴放血。

气虚血瘀、经络不通型 ▶▶▶▶

● **症状**

倦怠乏力，心慌气短，半身不遂，肢软无力，偏身麻木，口眼㖞斜，口角流涎，言语謇涩，手足肿胀，大便稀溏，舌质淡，苔薄白，脉细涩。

● **治法**

益气活血，通经活络。

● **验方验穴**

1. 生黄芪60克，人参30克，当归尾6克，地龙12克，川芎6克，桃仁6克，红花6克。水煎服，每日1剂。

2. 取足三里、气海、关元穴针刺，用补法。每日1次，每次留针40分钟，10天为1个疗程。口角㖞斜者加牵正、地仓、颊车；足内翻者加昆仑；足外翻者加太溪；手腕下垂者加阳谷、后溪、阳池；肌张力增高者加太溪、风市、阳陵泉、血海、太冲；肌张力低下者加气海、足三里、关元温针灸。

3. 局部或全身按摩：依据经络学说，分别运用一指禅推法、按法、搓法、抹法、拿法、擦法、揉法、叩法、击法、抖法。

后溪、阳陵泉、足三里、太溪、太冲穴针刺。四神聪透百会、风池，用平补平泻法；曲池、手三里、合谷、后溪、阳陵泉，用泻法；足三里、太溪，用补法；太冲，用泻法。以上穴位可用火针点刺，每次5穴左右，隔日1次。1个月为1个疗程，配合OT、PT肢体训练。三诊时，患者诉精神状态好转，肢体活动有所恢复，手能握物，头晕目眩明显好转，血压150/90mmHg。效不更方，针法不变，连续治疗2个疗程。四诊时，患者精神佳，右侧上、下肢肌力4级，手的精细动作基本正常，走路正常。

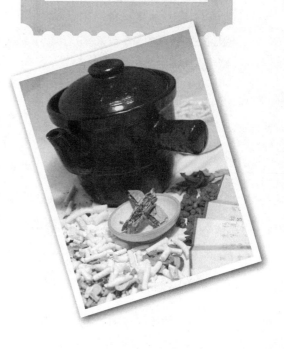

脑出血

脑出血，指脑实质内的非外伤性出血，多数为大脑半球出血，少数为脑桥和小脑出血，是病死率较高的疾病之一。本病属于中医"中风"的范畴。

选用的中药故事

水蛭 ▸▸▸

一天，朱丹溪见一病人在路上痛苦呻吟，走近一看，见他颈后的疮口（蜂窝组织炎）已经发青，心想：不能用针刺破，只怕瘀血一时难以排尽。左思右想，灵机一动，在水田里抓起三条蚂蟥（水蛭），放到疮口上。只见那三条蚂蟥蜷曲了一下，便叮住病人的疮口拼命地吮吸起来。眼见三条蚂蟥的身子越来越粗，病人的瘀血越来越少。朱丹溪问："现在好点了吗？"病人说："好了！"后来，朱丹溪便用水蛭治疗脑出血，效果甚佳。

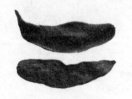

水蛭

闭　证

阳闭 ▸▸▸▸▸

● **症状**

突然昏仆，口噤不开，面赤身热，牙关紧闭，气粗息高，或两手握固，或躁扰不宁，口眼㖞斜，半身不遂，昏迷不知人事，痰声辘辘，语言不利，大便干燥，唇舌红，苔黄腻，脉弦滑数。

● **治法**

凉肝清脑息风，化痰开窍。

● **验方验穴**

1. 胆南星12克，皂角12克，细辛3克，半夏10克，研为细末，吹入鼻中，打喷嚏即可。

2. 急救多取人中、内关、中封穴，多用泻法。

3. 若不省人事，可用醒脑开窍法。取内关（双侧）、人中、三阴交（患侧）、极泉（患侧）、尺泽（患侧）、委中（患侧）穴针刺，多用泻法，每次选用6~8穴，每日1次，每次留针40分钟，20天为1个疗程。

4. 取人中、十宣、十二井穴，用三棱针点刺放血，隔日1次，每次选用3~5穴。

阴闭 ▶▶▶▶▶

● **症状**

突然昏仆，口噤不开，两手握固，肢体强痉，静卧不烦，四肢不温，半身不遂，昏迷不知人事，痰声辘辘，语言不利，二便失禁，面白唇紫，苔白腻，脉沉滑。

● **治法**

镇肝息风，涤痰开窍。

● **验方验穴**

1. 灌服（或鼻饲）苏合香丸，温宣开闭。

2. 石菖蒲30克，人参30克，胆南星9克，半夏10克，茯苓12克，竹茹12克（冲服），白矾3克（冲服），赤芍10克。水煎服，每日1剂。

3. 取人中、内关穴针刺，适用于半身不遂、阴阳偏废者。

4. 督脉十三针法：百会、风府、大椎、陶道、身柱、神道、至阳、筋缩、脊中、悬钟、命门、腰阳关、长强。用毫针刺，多用泻法。

脱　证

阳脱 ▶▶▶▶▶

● **症状**

突然昏仆，不省人事，目合口开，鼻鼾息微，手撒肢冷，汗多不止，肢体软瘫，舌痿，脉微欲绝。

● **治法**

益气回阳，扶正固脱。

● **验方验穴**

1. 人参30克，制附子1.5克（先煎1小时），麦冬10克，五味子9克，干姜12克，大枣5枚。水煎服，每日1剂。

2. 取百会、内关、涌泉穴针刺，多用补法，不留针，每日1次。

3. 取百会、气海、神阙穴隔姜灸，每穴3～5壮，每日1次。

阴脱 ▶▶▶▶▶

● **症状**

面赤足冷，虚烦不安，脉极弱或浮大无根。

● **治法**

峻补真阴，佐以扶阳。

● **验方验穴**

1. 麦冬12克，石斛12克，五味子9克，石菖蒲6克，制附子3克，肉桂6克。水煎服，每日1剂。

2. 取承浆、廉泉、天突、紫宫、膻中、中极穴针刺，多用补法。可加艾灸治疗，隔日1次。

3. 取鸠尾、中脘、气海、关元、神阙穴隔姜灸，每日1次。

中风后遗症期

气虚血滞型 ▶▶▶▶▶

● **症状**

口眼㖞斜，半身瘫痪，肢软无力，或肢体麻木，语言不清，面色㿠白，口角流涎，自汗，手足肿胀，智力障碍，面色萎黄，舌淡紫或有瘀斑，苔白，脉细涩或虚弱。

● **治法**

益气活血通络。

● **验方验穴**

1. 黄芪60克，当归尾12克，人参10克，川芎12克，桃仁9克，地龙12克，红花9克。水煎服，每日1剂。痰涎壅盛者，加半夏、远志；语言障碍者，加冰片、穿山甲；口眼㖞斜者，加白附子、防风、全虫、蜈蚣；智力障碍者，加石菖蒲。

2. 俞募配穴法：募穴取中府、膻中、巨阙、期门、章门、天枢、中脘、关元、中极；俞穴取胃俞、三焦俞、大肠俞、小肠俞、膀胱俞。毫针刺，用平补平泻法。

3. 按摩方法：发病1周内患者取仰卧位进行按摩，头部和上身比下肢稍高，以后可取侧卧位、坐位。按摩时先拿捏患者肩颈部的斜方肌和相关的督脉、膀胱经、大肠经、三焦经，之后按摩患者肩颈部的肌肉、天柱、哑门、风池、肩井、廉泉等穴。

4. 取百会、神阙、气海、涌泉穴，与督脉、膀胱经一起用铺灸疗法，隔日治疗1次。软瘫期多采用隔姜灸；痉挛期多采用隔蒜灸，配合体针选穴。

肝肾阴虚型 ▶▶▶▶▶

● 症状

半身不遂，患侧僵硬拘挛，语言謇涩，口眼㖞斜，头痛，头晕，耳鸣，手足心热，大便干，小便黄，舌红苔黄，脉弦数。

● 治法

滋阴潜阳，活血通络。

● 验方验穴

1. 熟地黄18克，山茱萸18克，山药12克，女贞子18克，龟板18克，黄柏9克，知母12克，桃仁9克，丹参15克，地龙12克。水煎服，每日1剂。大便干加肉苁蓉12克；肢体痉挛加钩藤12克，蝉衣12克；头痛加天麻12克。

2. 取四神聪、百会、风池、肾俞、肝俞穴针刺，每日1次，留针30分钟，10天为1个疗程，休息7天再进行下一疗程的治疗。软瘫期多采用补法，配合艾灸；痉挛期多用泻法。上肢瘫痪，取大椎、肩髃、外关、阳池、阳谷、阳溪、后溪、合谷。下肢瘫痪，取腰阳关、委中、足三里、阳陵泉、殷门、悬钟或环跳、解溪、太冲。其中，四神聪、百会、风池、肾俞、腰阳关、委中、足三里、太溪穴用补法，余穴用泻法。

3. 按摩疗法：先按摩患者肩颈部和头面部，再按背腰部，最后按上、下肢和胸腹部。按摩力度先轻后重，循序渐进。按摩肩颈部和头面部时，重点按摩四神聪、百会、印堂、太阳、阳白、角孙、风池、肩井、天柱穴，手法选用按法、抹法、扫散法、拿法。按摩胸部时，揉按胸腹部的肌肉和华盖、玉堂、膻中、中脘、天枢、气海等穴。

4. 取督脉、膀胱经、肢体患侧、背部、四肢部拔火罐。

5. 取百会、神阙、气海、肾俞、肝俞穴，与督脉、膀胱经一起采用铺灸疗法，隔日1

次。软瘫期多采用隔姜灸；痉挛期多采用隔蒜灸，配合体针选穴。

风痰阻窍型 ▶▶▶▶▶

● **症状**

舌强言謇，肢体麻木，或口眼㖞斜，舌暗苔腻，脉弦滑。

● **治法**

息风化痰通络。

● **验方验穴**

1. 天麻12克，水蛭6克，细辛3克，黄芩12克，白附子9克，羌活8克，僵蚕9克，大黄9克。水煎服，每日1剂。肢体麻木加白芍12克，胆南星12克。

2. 取丰隆、天枢穴针刺。呃逆者加天突、膈俞穴；失语者加通里、哑门穴；智力障碍者加智三针、四神聪穴；运动失调者加风池、脑三针、大椎穴；流涎者加地仓、廉泉、承浆穴。软瘫期多采用补法，配合艾灸。痉挛期采用刺络放血法，即三棱针点刺出血，每次2～5穴交替使用，每周2次。

3. 恢复期运用体针疗效较佳，取四神聪、百会、腰阳关、委中、足三里、太溪穴针刺，采用补法。每日1次，留针30分钟，10天为1个疗程，休息7天进行下一疗程的治疗。痉挛期则采用泻法。急性期需结合其他抢救措施进行治疗。

4. 按摩疗法：①用手指按揉患者头面部的肌肉和百会、囟会、印堂、太阳、人中等穴。②用手指或掌跟揉按患者背腰部的竖脊肌、

★ 治验实录 ★

病例：李某，男，43岁。患者3年前突然昏倒，口眼㖞斜，半身不遂，昏迷不知人事，痰声辘辘，音哑不语，语言不清晰。CT示"内囊出血"，经抢救后出院。现症：口眼㖞斜，左侧偏瘫，语言不清，左上肢肌力3级，左下肢肌力4级，肌张力增高，患侧手指关节痉挛，足内翻，腰膝酸软，大便干，舌质红，苔少，脉弦数。

辨证：肾阴不足，肝阳上亢，肝风内动，血脉不利。

治法：滋阴潜阳，调和气血。

处方：镇肝息风汤加减。龙骨30克，牡蛎30克，龟板12克，白芍30克，玄参10克，牛膝30克，钩藤12克，菊花12克，郁金9克，黄芩9克，山栀9克，当归15克，丹参12克，益母草12克，百合30克，黄芪15克，天麻30克。配合针灸治疗，取四神聪、通里、地仓、下关、大椎、手三里、合谷、肾俞、肝俞、环跳、委中、三阴交、太溪、太冲穴针刺，其中肾俞、肝俞、

腰方肌、督脉、膀胱经等。③按压背部华佗夹脊穴、天宗、肝俞、胆俞、膈俞、肾俞、秩边穴，再用擦法松解之。④用擦法、擦法治疗患侧部位。⑤用手指拿捏、揉按患侧上肢的肌肉和天府、曲泽、曲池、手三里、外关、内关、后溪、阳池、合谷等穴。⑥用手指拿捏、揉按患侧下肢的肌肉和阳陵泉、阴陵泉、承山、血海、伏兔、风市、解溪、足三里、委中、涌泉等穴，最后以搓法结束。

三阴交、太溪穴用补法，余穴用泻法，或补健侧，泻患侧。治疗2个月后，患者上肢肌力4级，下肢肌力5级，患侧手指关节痉挛缓解，足内翻得以纠正。

神经衰弱

神经衰弱是由于某些长期存在的精神因素引起脑功能活动过度紧张，导致大脑兴奋与抑制功能失调而产生。主要特点是过度兴奋，记忆力减退，精神疲乏。患者常表现为难以坚持学习和工作，或对光敏感，控制力减弱，注意力分散，不能集中，从而产生精神活动能力的减弱。

选用的中药故事

人参 ▶▶▶

很久以前，有一位很穷的农家，母女俩相依为命。一天，母亲突然昏倒，口眼㖞斜，半身不遂，昏迷不省人事，痰声辘辘，语言不清，一躺就是三年。可怜的母亲，因无钱治病，面黄气短，骨瘦如柴，奄奄一息，愁得女儿直掉眼泪。有一天，

心脾两虚、气血不足型 ▶▶▶▶▶

● **症状**

面色萎黄，头晕，失眠，入睡困难，易醒多梦，记忆力差，心悸气短，心慌，神疲乏力，食欲不振，气短，自汗，大便稀少，唇色淡，舌质淡白，苔薄白，脉沉。

● **治法**

滋补心脾，益气养血。

● **验方验穴**

1. 人参6克，酸枣仁30克，远志10克，茯苓15克，炙甘草10克，木香10克。水煎服，每日1剂。

女儿梦见一个长胡子爷爷领着一个又白又胖的小孩，对姑娘说："我把他送给你，你妈妈的病就好了。"一连几天，她都梦见这个孩子。女儿感到非常奇怪，她跑到长白山里的一片山坡上，找到一位药农，把这几天的梦告诉药农，药农告诉姑娘："你准备3尺红线，当梦见孩子时，牢牢扎住他的头发。"姑娘按照药农说的做，果然，在她屋后山坡上的老树下发现那根红线，她顺着红线挖下去，挖出一棵人参，煎汤给妈妈喝。妈妈的病慢慢好起来，为了给妈妈治病，她一天能跑九个山头找人参。治疗半年后，妈妈的病痊愈了。

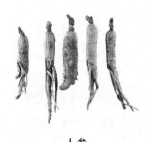

人参

2. 取安眠、百会、神门、内关、足三里、三阴交、本神、神庭、血海、风池、后溪、太溪、四神聪、心俞、脾俞、气海穴针刺。四神聪、神门穴用平补平泻法，三阴交、足三里、心俞、脾俞、气海、太溪穴用补法，余穴用泻法。留针30分钟，每日1次，10次为1个疗程。

3. 足疗：吴茱萸10克，桂枝6克，女贞子12克，合欢皮30克，桑寄生10克，丹参12克。将上药研末，放入木盆内，加水适量，水温保持38℃为宜，将双脚放入木盆内，药浴30分钟。之后做足部按摩，用轻手法刺激肾、输尿管、膀胱、胃、肝、肺、脑、脑垂体穴，每穴用按摩棒按压5分钟，最好在临睡前进行治疗。

痰热内扰型 ▶▶▶▶▶

● **症状**

入睡困难，或易惊醒，或做噩梦，烦躁易怒，头痛，恶心，心悸，食欲不佳，腹胀，大便干结，小便赤，舌质红，苔黄腻，脉滑数。

● **治法**

清热化痰，宁心安神。

● **验方验穴**

1. 胆南星6克，黄芩12克，法半夏10克，瓜蒌10克，茯苓12克，陈皮10克，杏仁12克，枳实12克。水煎服，每日1剂。烦躁不安加生大黄6克，玄明粉10克。水煎服，每日1剂。

2. 取安眠、百会、气海、阴陵泉、足三里、丰隆、内庭、公孙、脾俞穴针刺，只针不灸。足三里、气海、脾俞穴用补法，余穴用泻法。留针30分钟，每日1次，10次为1个疗程。烦闷、多疑者加支沟、期门、丰隆穴；腹满者加天枢、丰隆穴；梅核气者加天突、太冲穴；精神不振、思虑多者加风池、内关、神庭穴。

3. 取足三里、中脘、丰隆、胸4～7夹脊穴麦粒灸，每穴3～5壮，2天1次，5天为1个疗程。

4. 取阿是穴、内中魁三棱针点刺放血。阿是穴多位于两耳根的上半部；内中魁位于手中指掌侧正中线，近指侧节横纹中点1穴，前后1分各1穴。放血量如绿豆大，每次只刺一侧，每日或隔日1次，两耳交替进行，5～7次为1个疗程。

5. 按摩疗法：①两手搓热后，用右手擦左足的涌泉穴，左手擦右足的涌泉穴，至涌泉穴发热为止。②每晚临睡前半小时，先搓热双掌，两手中指起于迎香穴，向上推至晴明、攒竹穴。③点按耳门、安眠、内庭、公孙、丰隆、神门穴。

心阴虚型 ▶▶▶▶▶

● **症状**

心烦失眠，健忘心悸，做噩梦，焦虑，惶惶不安，五心烦热，口渴咽干，注意力不集中，记忆力明显下降，精神萎靡，头昏，腰酸膝软，盗汗，舌质红，少苔，脉细。

● **治法**

滋阴降火，宁心安神。

● **验方验穴**

1. 酸枣仁30克，知母10克，茯苓15克，生地黄12克，丹参10克，当归10克，人参6克，柏子仁15克，五味子10克。水煎服，每日1剂。心烦加黄柏10克，莲子心10克。

2. 取安眠、百会、心俞、神门、太溪、命门、风池、内关、大陵、足三里穴针刺，施提插捻转之补法。

3. 耳穴疗法：主穴取心、肾、神门、枕、皮质下，配穴取胃、肝、脾。常规消毒后，将揿钉形皮内针埋入穴位，以胶布固定，令患者每日自行按压3～4次，以感到轻微疼痛、胀、发热为佳。每次埋一侧耳，双耳交替进行。5～7天1次，2次为1个疗程。

气滞血瘀型

● **症状**

顽固性失眠，头痛，刺痛日轻幕重，面色晦暗，心胸烦热，胸闷憋气，善太息，心悸怔忡，急躁易怒，舌紫暗或有瘀斑，脉弦沉涩。

● **治法**

活血化瘀，养心安神。

● **验方验穴**

1. 柴胡10克，怀牛膝10克，酸枣仁30克，川楝子10克，穿山甲10克，丹参15克。水煎服，每日1剂。

2. 取安眠、神门、行间、足窍阴、风池穴针刺。多梦者加魄户穴；健忘者加志室、百会穴；耳鸣者加听宫、翳风穴；遗精者加志室穴；懊忱呕恶者加内关、丰隆穴；头晕者加印堂、合谷穴；目赤者加太阳、太冲穴。

3. 按摩疗法：取大陵、太溪、心俞、太冲穴，反复按摩30～40次。隔日1次，7次为1个疗程。痰热内扰合肝郁化火者，加行间、足窍阴穴；多梦者，加魄户穴；健忘者，加志室、百会穴；耳鸣者，加听宫、翳风穴；遗精者，加志室穴；呕恶者，加内关穴；头晕者，加印堂、合谷穴；目赤者，加太阳、阳溪穴。

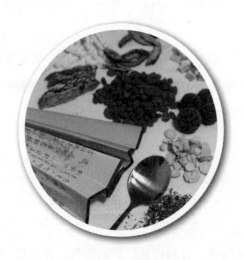

★ 治验实录 ★

病例：张某，男，45岁。患者不寐已久，乱梦纷纭，睡后易惊，每晚不服安眠药则不能入睡。精神不振，易烦躁，纳食乏味，食后则脘腹胀满不适，口干不欲饮水，舌苔黄厚，脉滑。

辨证：心胆气虚。

治法：清胆豁痰安神。

处方：温胆汤加味。清半夏9克，云茯苓9克，炙甘草6克，枳实9克，石菖蒲10克，竹茹9克，黄连5克，党参5克。水煎服，每日1剂。配合针灸，取肝俞、行间、心俞、胆俞、阳陵泉、关元、气海、足三里穴针刺，每日1次。肝俞、行间、心俞、胆俞、阳陵泉用平补平泻法，关元、气海、足三里用补法。治疗1周后，患者不服安眠药即可入睡3～5小时，烦躁亦减，腹部仍胀满不舒，舌脉如故。上方去黄连，加莲子、鸡内金、夜交藤、合欢皮，服5剂后收效告愈。

癔症

癔症，是一种常见的由于精神刺激而引起大脑皮质暂时性功能失调的精神障碍性疾病。癔症患者多具有易受暗示性、喜夸张、感情用事和高度自我为中心等性格特点，常由于精神因素或不良暗示引起发病。本病可呈现各种不同的临床症状，如感觉和运动功能障碍、内脏器官和植物神经功能失调以及精神异常。本病属于中医"梅核气""郁证""脏躁""百合病""失喑"的范畴。

选用的中药故事

白芍 ▶▶▶

有一次，一位外地人送给华佗一棵白芍，华佗把它种在了屋前。一天深夜，华佗正在灯下看书，突然听到女子的哭声。他抬起头，只见窗外蒙蒙月色中有一美貌女子，正在那里啼哭，似有委屈。华佗颇感纳闷，推门走出去，却不见半个人影，只见那女子站立的地方，就是这一棵白芍。华佗心里一动：难道它就是刚才那个女子？他看了看白芍，转身又回屋读书去了。谁知刚刚坐下，又听见那女子的啼哭声，出去看时，还是那棵白芍。华佗觉得奇怪："我已多次品尝过这白芍的花、叶、茎，确实不能入药，怎么说是委屈了它呢？"事隔数日，华佗夫人患腹痛，用药无效。她便瞒着丈夫，挖出白芍的根煎

肝气郁结型 ▶▶▶▶▶

● 症状

精神抑郁，情绪不宁，多疑虑，善叹息，胸胁胀痛，或咽中梗阻，甚则气厥昏倒，肢体强硬，双目紧闭，舌淡苔白，脉弦。

● 治法

疏肝解郁。

● 验方验穴

1. 柴胡10克，半夏10克，枳壳12克，厚朴30克，茯苓10克，苏梗30克，甘草6克，川楝子10克。水煎服，每日1剂。

2. 取百会、人中、神门、内关、肝俞、太冲、血海、足三里穴针刺，用泻法，每次选3~7穴，不留针，每日1次。

3. 按摩疗法：①用肘尖点按心俞穴，持续重压，令患者有沉重的闭气感。此时可闻患者发出叹息样声音，此为出语标志，常随之而言出。②点按肝俞穴，揉太冲穴，按阳陵泉穴，掐内关穴。

痰火郁结型 ▶▶▶▶▶

● 症状

悲忧喜哭，时时欠伸，精神萎靡，抑郁，胸闷纳呆，心烦口苦，坐卧不宁，或咽中如有物梗阻，吐之

水喝了。不过半日，腹痛便止。她把此事告诉了丈夫，华佗才知道自己确实委屈了白芍。后来，华佗对白芍进行了很多详细的研究，后世常用于癔症的治疗当中。

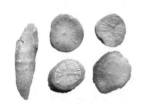

白芍

不出，咽之不下，或气逆喘促，舌质红，苔黄腻，脉弦滑。

● **治法**

清热化痰，平肝降逆。

● **验方验穴**

1. 黄连12克，黄芩10克，半夏10克，厚朴10克，茯苓15克，枳实15克，苏梗12克，柴胡10克，大黄10克，玄明粉15克（冲服）。水煎服，每日1剂。

2. 按摩疗法：点按心俞穴，按压天突、膻中、丰隆、内关穴，揉天枢穴，每日1个次。

3. 取脾俞、内关、丰隆、天枢、足三里穴针刺，用平补平泻法。隔日1次，10次为1个疗程，疗程间休息3～5日。

痰瘀阻窍型 ▶▶▶▶▶

● **症状**

精神恍惚，性情急躁，头痛，胸痛，入夜尤甚，或突然耳聋，或突然失喑不语，或突然肢体瘫痪，舌质紫暗或有瘀斑、瘀点，脉弦涩。

● **治法**

理气活血，化痰开窍。

● **验方验穴**

1. 胆南星10克，人参10克，半夏6克，黄连10克，黄芩10克，大黄10克，甘草6克，大枣3枚，石菖蒲20克。水煎服，每日1剂。

2. 取人中、印堂、神门、内关、丰隆、天枢、足三里穴针刺，四神聪透百会，用平补平泻法。隔日1次，10次为1个疗程，疗程间休息3～5日。

3. 耳穴疗法：取神门、子宫、胃、皮质下、内分泌、额穴，给予疏密波，每次选2～4穴，每穴治疗5～10分钟，每日1次。

心肝血虚型 ▶▶▶▶▶

● 症状

悲伤欲哭，哭笑无时，面色㿠白，神志恍惚，数欠伸，发无定时。

● 治法

补肝养血，宁心安神。

● 验方验穴

1. 熟地黄15克，白芍20克，当归6克，茯苓6克，炙甘草15克，百合30克，浮小麦30克，大枣3枚。水煎服，每日1剂。

2. 取人中、神门、内关、肝俞、太冲、血海、足三里穴针刺，四神聪透百会，用补法。隔日1次，10次为1个疗程，疗程间休息3～5日。

3. 按摩疗法：点按心俞穴，分别按揉劳宫、气海、肝俞穴，每日1次。

阴虚火旺型 ▶▶▶▶▶

● 症状

精神恍惚，悲伤欲哭，多疑善惊，心烦不寐，口燥咽干，头晕目眩，午后潮热，小便短赤，舌红少苔，脉细数。

● 治法

滋阴泻火，宁心安神。

★ 治验实录 ★

病例：刘某，女，39岁，农民。患者因精神受刺激，突然昏倒在地，呼之不应。

诊见：面色红润，双手握拳，两腿挺直，全身肌肉抖动，眼睑眨动，瞳孔大小正常，对光反射存在。牙关紧闭，呼吸急促，心、肺、腹经体检未发现阳性体征，划跖试验阴性。双目紧闭，舌淡苔白，脉弦。甚则气厥昏倒，肢体强硬，平时多虑善疑，胸闷胁痛，腹胀腹痛，纳呆食少。

辨证：肝气郁结。

治法：疏肝解郁。

处方：柴胡10克，白芍10克，枳壳12克，半夏15克，陈皮15克，香附12克，郁金12克，莱菔子30克，甘草6克。配合针灸疗法：十宣穴点刺放血；针刺百会、人中、神门、内关、肝俞、太冲、血海、足三里穴，用泻法，每次选3～7穴，不留针，每日1次。治疗1个月后，诸症悉除。随访2年未复发。

● 验方验穴

1. 朱砂3分（冲服），黄连6克，浮小麦30克，大枣10枚，当归20克，生地黄15克，阿胶10克，甘草15克。水煎服，每日1剂。

2. 取人中、内关、神门、后溪穴针刺，根据病情施行补泻手法。隔日1次，10次为1个疗程，疗程间休息3～5日。头项震颤者，加天柱、列缺穴；失语者，加哑门穴；失明者，加风池、鱼腰穴；吞咽不利者，加廉泉、通里穴；呕吐者，加天突穴；多汗者，加合谷、复溜穴；遗尿者，加气海、关元穴。

3. 按摩疗法：点按心俞、关元、神门穴，按揉太溪、内庭、郄门穴，每日1次。

面神经炎，简称"面瘫"。临床以口眼㖞斜为主要特征，多为单侧性，起病急。病侧面部表情肌瘫痪，前额皱纹消失，眉毛下垂，睑裂扩大，鼻唇沟平坦，口角下垂，面部被牵向健侧。本病任何年龄均可发生，但以20～40岁最为常见。任何季节均可发病。面瘫轻者，若及时治疗，预后较好；面瘫持续时间越长，预后越差。本病属于中医"面瘫""口僻""中风"的范畴。

选用的中药故事

蜈蚣 ▶▶▶

从前，在一个偏远的山村里，有位姑娘叫菊花，村里的人都称她是仙女下凡。一天，她和心爱的意中人山宝到山上采灵芝，被一个大地主的儿子发现，便把她抢走，并打伤了山宝。地主把菊花关在一间黑屋中，只有一个小小的窗户，菊花既害怕

风寒外袭型 ▶▶▶▶▶

● **症状**

突然口眼㖞斜，面肌拘紧，酸痛不舒，多有面部受凉史，可伴有恶风寒，无发热，舌淡苔白，脉浮紧。

● **治法**

祛风活血，和营通络。

● **验方验穴**

1. 桂枝9克，防风9克，白附子9克，僵蚕9克，全蝎粉1.5克（吞服），蜈蚣1条，葛根9克，白芷10克。水煎服，每日1剂。

又想山宝，她朝着窗户望去，等着山宝来救她。突然一阵风吹来，她感到面部发麻，第二天就口眼㖞斜了，地主的儿子正在筹备喜事，带一帮人来看他的仙女，眼看菊花得了面瘫，又气又急，丧心病狂的他把菊花赶出了家，此时正好山宝来救她。山宝带着菊花翻山越岭往家走，又饿又累。山宝出去给菊花找吃的，菊花累得在山坡上睡着了。这时有一只金头大蜈蚣在菊花的脸上咬了一口，鲜血直流，菊花疼得大叫。山宝赶回来时，发现菊花感觉面部轻松了很多，于是山宝又找了很多蜈蚣，给菊花敷在脸上。几天后，菊花的口眼不㖞斜了，病好后两人就幸福地生活在一起了。

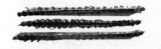

蜈蚣

2. 桂枝9克，防风15克，白附子4克。上药研为细末，葱白捣泥调和，握于手心，令微汗出，每日1次。

3. 取攒竹、翳风、阳白、四白、地仓、下关、合谷、迎香穴针刺，用泻法，每次取2～4穴。急性期每日治疗，慢性期隔日治疗。

4. 取阳白、攒竹、太阳、下关、地仓、颊车、风池穴针刺，每日1～2次，每次留针30分钟。10次为1个疗程，疗程间休息1～2天。

风热侵袭型 ▶▶▶▶▶

● **症状**

突然口眼㖞斜，乳突压痛，口角流涎，口苦，发热，头痛，便干，舌质红，苔黄，脉滑数。

● **治法**

祛风清热，活血通络。

● **验方验穴**

1. 防风15克，连翘10克，黄芩10克，秦艽10克，白附子10克，红花10克，当归12克，甘草6克。

2. 将生鳝鱼血调成糊状，敷于患处，外用敷料保护固定，每周1次。

3. 针刺合谷、曲池、足三里、翳风、颧髎、阳白透鱼腰、迎香透四白、地仓透颊车或地仓透承浆。每次交替使用，均取患侧穴位。

4. 取大椎、四白、地仓、下关、合谷穴，用三棱针点刺放血，每日1次。

痰瘀阻络型 ▶▶▶▶▶

● **症状**

口眼㖞斜，头痛，头晕，肢体麻木，神疲乏力，纳呆，舌质暗，苔薄腻，脉细滑或细涩。

● **治法**

益气活血，祛瘀通络。

● **验方验穴**

1. 白附子9克，僵蚕15克，当归9克，陈皮9克，地龙12克，胆南星9克，全蝎12克（研末）。水煎服，每日1剂。

2. 按摩疗法：①用拇、食指捏拿咬肌肌腹，揪捏地仓、瞳子髎、颊车、翳风、人迎、承浆、风池穴，每穴揪3～5次，捏拿太阳穴至率谷穴。②用拇、食指捏拿、捻转患侧面肌，自上而下捏拿3遍。③按压曲池、合谷、阳池、人中穴，点揉肩井穴，时间约20分钟。

3. 取攒竹、足三里、丰隆、四白、地仓、下关、合谷穴针刺，用平补平泻法，每穴均留针，并加艾条悬灸。每次取7～8个穴位，每次留针20～30分钟，每日1次，10次为1个疗程，疗程间休息1～2天。

瘀血阻络型 ▶▶▶▶▶

● **症状**

病变日久，口眼㖞斜，眼睑缩小，或面肌萎缩，耳鸣，无泪或多泪，舌麻流涎，舌紫暗，苔白或黄，脉细涩。

● **治法**

活血通络。

● **验方验穴**

1. 斑蝥半只，蜈蚣1条，僵蚕1只，全虫1只。上药研为细末，用凡士林调匀，敷于患处，每日1次。

2. 取地仓、瞳子髎、膈俞、颊车、翳风、人迎、承浆、大椎、合谷、太阳穴针刺，用平补平泻法，留针20~30分钟。每日1次，10次为1个疗程，疗程间休息1~2天。

3. 取膈俞、攒竹、四白、颊车、地仓、翳风、大椎穴三角灸，将僵蚕6克、蜈蚣1条、艾叶10克研成细末，做成艾绒。每穴灸3~5壮，每日1次。

4. 急性期可在耳后茎乳突孔附近进行热敷，红外照射或短波照射，以改善局部血液循环，消除水肿，减轻或缓解局部疼痛症状。

医师建议 ▶▶▶

功能锻炼

早期的面部表情肌功能锻炼对于缩短疗程有重要的意义。尽早进行皱眉、抬额、闭眼、露齿、鼓腮、吹口哨等动作的训练，每日进行数次，每次进行数分钟。

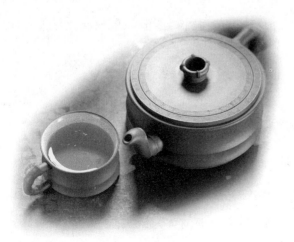

★ 治验实录 ★

病例：王某，男，4岁。患者4天前晨起时突然右眼闭合困难，口角偏向左侧，右侧面颊活动不利，漱口时水从右侧口角外流，神志清楚，语言流利，右侧额纹消失，抬眉困难，上下眼睑闭合不全，右侧鼻唇沟变浅，恶寒发热，舌淡，苔白，脉浮。诊断为儿童右侧周围性面瘫。

辨证：风寒阻络。

治法：祛风通络。

处方：小续命汤加减。防风6克，白附子3克，桂枝3克，麻黄2克，全虫3克，僵蚕3克，生姜3克，甘草3克，杏仁3克。水煎服，每日1剂。配合中药熏洗：葱白3颗，大枣3枚，加水煎至100毫升，用煎汁洗脸。急性期配合理疗法：在耳后茎乳突孔附近进行热敷，红外照射或短波照射，以改善局部血液循环，消除水肿，减轻或缓解局部疼痛症状。治疗10天后，面部不适症状消失。坚持用药1个疗程后痊愈。

选用的中药故事

天麻 ▶▶▶

相传，神农当年采药时，山里的天麻极少，很难采挖到，有时连续几天在山里转悠，都寻觅不到它的踪影。一次，神农偶然挖到了一棵天麻，见其下无根须，上无秧苗，像一个肥大的人脚。他正要用手拿起来，一眨眼，它就不见了。神农不甘心，昼夜挖天麻，几乎把一面山坡都挖遍了，终于找到了它。神农想了办法，只要天麻一露面，就用一竹剑牢牢扎住，天麻就再也跑不了了。可是，竹剑不管怎么拔也拔不掉了，竹剑与天麻长到了一起，成了天麻的茎秆了。从那时起，天麻才发芽长秸。虽然它野性难改，喜欢在大山里跑动，但人们还是能够找到它。后来，天麻就有了"仙人脚"

风寒袭络型 ▶▶▶▶▶

● **症状**

阵发性、短暂性、刀割样、抽搐样剧痛，遇风寒而痛剧，遇热稍减，或伴恶寒发热，鼻流清涕，口不渴，舌苔薄白，脉浮紧。

● **治法**

疏风散寒，通络止痛。

● **验方验穴**

1. 天麻15克，川芎10克，全蝎12克，蜈蚣3条，柴胡12克，羌活12克，甘草6克，细辛3.5克。水煎服，每日1剂。

2. 取合谷、列缺、风门、风池穴针刺，内庭透涌泉，用平补平泻法。隔日1次，10次为1个疗程。

3. 取大椎、风门、风池、颈5～7夹脊、胸1夹脊穴悬灸，每次选3个穴位，每穴灸3～7壮，每日1次，15天为1个疗程。

风热伤络型 ▶▶▶▶▶

● **症状**

面部灼热疼痛，呈阵发性剧痛，遇热加重，目赤流泪，恶风，微渴，舌边尖红，苔薄黄，脉浮数。

的美名，可治疗三叉神经痛。

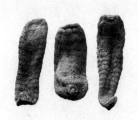

天麻

● **治法**

疏风散热，通络止痛。

● **验方验穴**

1. 马钱子、乳香、没药各6克，研为细末，用适量凡士林调成膏状，贴敷于患侧太阳穴。

2. 取外关、合谷、颈5～7夹脊、胸1夹脊穴针刺，用平补平泻法。隔日1次，10次为1个疗程。

3. 取太阳、阳白、颊车、夹承浆、四白、下关、地仓穴，用三棱针点刺放血，加拔火罐，每日1次。

风痰伤络型 ▶▶▶▶▶

● **症状**

面部阵发性疼痛，闷胀灼痛，头昏，时吐痰涎，胸脘痞闷，恶心呕吐，舌苔厚腻、微黄，脉弦滑。

● **治法**

化痰通络。

● **验方验穴**

1. 白附子30克，天麻10克，半夏10克，茯苓15克，厚朴6克，枳实12克，川芎10克，全蝎6克，胆南星15克，甘草6克。水煎服，每日1剂。

2. 天麻30克，僵蚕10克，白芷9克，水蛭6克。上药研为细末，用凡士林调匀，敷于患处，每日1次。

3. 取风池、外关、丰隆、颈5～7夹脊、胸1夹脊穴针刺，用平补平泻法。隔日1次，10次为1个疗程。

肝肾阴虚型 ▶▶▶▶

● 症状

颜面灼痛伴抽搐，头目眩晕，五心烦热，面色潮红，腰膝无力，耳鸣失眠，舌红，无苔或少苔，脉细数。

● 治法

滋阴潜阳，通络止痛。

● 验方验穴

1. 猪脑1只（洗净），天麻10克（研碎），桑叶10克，清水适量，煮成稀粥，每日晨起空腹温服。

2. 取太溪、太冲、风池、胸9夹脊、腰2夹脊穴针刺，用平补平泻法。隔日1次，10次为1个疗程。

3. 取颊车、地仓、阳白、颧髎、合谷、胸9夹脊、腰2夹脊穴，艾炷无瘢痕灸。每次选3个穴位，每穴灸3～5壮，每日1次。

络脉瘀阻型 ▶▶▶▶

● 症状

日久不愈，痛有定处，痛如针刺，面色晦暗，目涩，皮肤粗糙，心悸，舌质紫暗或有斑点，脉弦细涩。

● 治法

活血化瘀通络。

● 验方验穴

1. 白附子3克，罂粟壳3克，葱白15克。将

★ 治验实录 ★

病例：张某，女，45岁。

主诉：右侧面痛4年。患者4年前开始出现面部麻痹，病愈后出现面部抽痛，遇冷或遇热均使疼痛加剧，呈持续性疼痛，伴有头晕，面赤，胁痛，纳差，大便干，尿黄，不能说话，面部扳机点明显。舌质红，苔微黄，脉弦滑。

辨证：肝火上扰。

治法：清肝泻火，通经活络。

处方：下关穴点刺放血，取列缺、合谷、太冲、二间、风池、率谷、后溪、大迎穴针刺，用捻转泻法，每日1次，每次留针30分钟，7天为1个疗程。配合穴位贴敷：白附子3克，罂粟壳7克，葱白15克。将白附子、罂粟壳研为细末，与葱白捣成泥状，加少量凡士林，取黄豆大小1粒，放在纸上，贴在患侧的太阳穴处，1小时左右取下。共治3次，临床症状基本消失。

白附子、罂粟壳研为细末，与葱白捣成泥状，加少量的凡士林，取黄豆大小1粒，放在纸上，贴在患侧的太阳穴处，1小时左右取下，可以通窍止痛。

2. 取气海、血海、颈5~7夹脊、胸1夹脊穴针刺，用平补平泻法。隔日1次，10次为1个疗程。

3. 按摩疗法：坐位，施术者用拇指指腹按压患者颞部、后颈部、肩部的痛点数次，以酸胀感放射到头面部为佳。之后按压风池、率谷、后溪、合谷、下关、颊车、翳风、地仓、阳白、颧髎穴，每日早、晚各做1次。

颅脑外伤综合征

颅脑外伤综合征，指头部受外伤后，急性期过去3个月仍有许多自觉症状长期不能消除，通过CT、MRI等检查亦无异常发现，这类病人往往是轻度或中度闭合性颅脑损伤，伤后一般情况恢复较好，但原发的感觉运动缺损复杂而多样，包括头昏、头痛、失眠、健忘、记忆力减退、痴呆，甚至失语、抽搐、肢体痿软或僵直、反射亢进、小脑运动失调、震颤、运动障碍、感觉丧失（基本的感觉或知觉的缺损），是一种难治的顽固性疾病。中医认为，本病由于脑外伤后瘀血不散，血瘀阻络，络闭不通所致。

选用的中药故事

丹参

相传很久以前，村里有一个叫丹参的年轻人，他的妈妈患中风偏瘫，听说泰山上有治疗这个病的药，丹参决心去给妈妈采药。第二天，他翻山越岭，四处寻找那开着紫花、根也是紫色的药草，找到后迅速将其连根挖起，一会儿就弄了一大

血瘀阻络型 ▶▶▶▶▶

● 症状

头痛剧烈，痛处固定不移，痛如锥刺而无休止，伴头晕，头胀，时轻时重，舌质紫或有瘀斑，苔薄白或薄腻，脉细涩或弦涩。

● 治法

活血化瘀，醒脑开窍。

● 验方验穴

1. 当归10克，生石决明30克，牛膝12克，川芎10克，红花10克，水蛭6克，生地黄12克，桃仁10克，石菖蒲10

捆返回村里。丹参的妈妈吃了药后，很快就痊愈了。丹参把剩下的药草分给同村的人们，治好了很多中风的病人。大家都说这种药草凝结了丹参的一片丹心，就给它取名为"丹心"。后来，在流传的过程中，取其谐音，就变成了"丹参"。

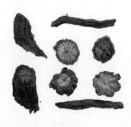

丹参

克，老葱30克，羚羊角粉1克（分冲）。水煎服，每日1剂。

2. 取百会、太阳、风池、合谷、悬钟、血海穴针刺，血海穴用提插捻转之泻法，悬钟穴用补法，余穴用平补平泻法。

3. 按摩疗法：①患者取仰卧位，先点按百会、四神聪穴，每穴操作约1分钟。再推攒竹、头维穴，指颤睛明穴，按揉太阳穴，每种手法操作1分钟。②患者取俯卧位，点按风池、肩井、大椎等穴，并在双侧膀胱经循行部位运用指按法、揉法、拿法、搓法。③患者取坐位，术者站在患者后，用拇指分别压颤百会、风池穴2分钟。

肝肾阴虚型 ▶▶▶▶▶

● **症状**

头痛，眩晕，耳鸣，两目干涩，腰膝酸软，五心烦热，盗汗，遗精，舌红少苔，脉细数。

● **治法**

滋肾益肝。

● **验方验穴**

1. 熟地黄15克，何首乌6克，磁石15克，龙骨30克，怀牛膝15克，桑椹30克，石菖蒲20克，山茱萸10克，枸杞子10克。水煎服，每日1剂。

2. 取百会、四神聪、神门、三阴交、太冲、关元、内关穴针刺，用平补平泻法，留针30分钟，每日1次。

3. 按摩疗法：①患者取俯卧位，术者点按印堂、风池、神庭、头维、太阳、曲池、合谷穴，每穴操作2~5秒，然后在双侧膀胱经循行部位点揉心俞、肝俞、脾俞、肺俞、肾俞穴，每穴操作3~10秒，用手掌小鱼际侧按揉肾俞、命门穴，直至局部发热为止。②患者取仰卧位，取中脘、关元、天枢、伏兔、足三里、京门、阳陵泉、三阴交、太冲穴，选用指按法、揉法、拿法、搓法，每日1次。

心脾两虚型 ▶▶▶▶▶

● **症状**

面色萎黄，心悸，气短，自汗，健忘，四肢无力，饮食减少，便溏，舌淡胖、有齿痕，苔薄白，脉细弱。若外伤已久，可见头痛伴眩晕、多梦易醒、失眠等症。

● **治法**

健脾养心，益气补血。

● **验方验穴**

1. 生黄芪60克，当归10克，人参6克，地龙10克，桃仁15克，酸枣仁30克，远志10克，生姜3片，丹参10克，大枣3枚。水煎服，每日1剂。

2. 取百会、四神聪、神门、三阴交、关元、足三里、气海穴针刺，用补法，每日1次。

3. 取气海、关元、三阴交、足三里穴隔姜灸，每穴3～5壮，每日1次。

心肾不交型 ▶▶▶▶▶

● **症状**

心烦不安，失眠，头晕，健忘，耳鸣，腰膝酸软，尿短赤，舌光红，无苔，脉细数。

● **治法**

滋肾降火，交通心肾。

● **验方验穴**

1. 黄连10克，肉桂6克，麦冬10克，茯苓9克，酸枣仁30克，龙骨、牡蛎各30克，牛膝30克，丹参15克。水煎服，每日1剂。

2. 取百会、四神聪、神门、三阴交、太冲、关元、内关、太溪穴针刺，用平补平泻法，留针30分钟，每日1次。言语不清、吞咽困难者，加上廉泉、通里穴；听觉障碍者，加听宫、听会、中渚穴。

3. 耳穴疗法：取心、脑、枕、额、皮质下、神门、交感、肝、肾、颈椎穴，每次选

3～5穴，用75%的酒精消毒耳朵后，把王不留行籽放在0.8cm×0.8cm的胶布上，对准所选耳穴，贴在敏感点上，双耳轮换贴压。10次为1个疗程，疗程间休息2～3天。

痰瘀阻脑型 ▶▶▶▶▶

● 症状

外伤性癫痫，肢体麻木，头晕，头痛沉重，肢体沉重无力，疲劳倦怠，胸脘满闷，纳呆，呕恶，舌质紫暗，舌苔白腻，脉沉缓。

● 治法

化痰活血，醒脑开窍。

● 验方验穴

1. 天麻30克，法半夏10克，茯苓10克，胆南星10克，人参6克，赤芍15克，大黄6克，丹参10克，土鳖虫10克，水蛭6克，郁金10克。水煎服，每日1剂。

2. 取百会、太阳、足三里、合谷、悬钟、血海、丰隆穴针刺，用平补平泻法，留针30分钟，每日1次。

3. 按摩疗法：患者正坐位，术者顺时针方向按揉百会、印堂、太阳穴各20次；双手提拿肩井、风池、风府穴各1分钟；点按肝俞、胆俞穴各1分钟；顺时针按揉肾俞、秩边、三阴交穴20次；按揉髀关、梁丘、承扶、足三里、丰隆穴各20次。

★ 治验实录 ★

病例：张某，男，34岁。

主诉：头痛半年，加重3天。患者头部受外伤后，出现头痛、失眠，3天前突感两耳后乳突附近剧烈疼痛，头痛、失眠症状加剧。经治疗，头痛减轻，呈持续状，头晕明显，胃脘不适，便溏，日行2～3次，小便正常，舌淡苔白，脉弦。

辨证：脑络受损，气血不畅，阳气不充。

治法：通调气血，温通阳气，疏通脑络。

处方：当归12克，红花15克，土鳖虫12克，水蛭6克，桃仁10克，郁金10克，石菖蒲15克，苏木12克，钩藤12克，全蝎10克，炒白术30克，乌梢蛇20克。水煎服，每日1剂。配合针灸治疗，取百会、太阳、足三里、合谷、悬钟、血海、上星穴针刺，四神聪透百会，先补后泻，每次留针30分钟，隔日1次。治疗1个月后，症状明显好转。按上方去土鳖虫，加黄芪，治疗2个月后，头痛、头晕、失眠、记忆力减退等症基本消失。

多发性神经炎

多发性神经炎是一种病因较为复杂的周围神经疾病，主要表现为双侧肢体远端同时受累，亦称"周围神经炎"或"末梢神经炎"。本病属于中医"血痹"的范畴。

独活 ▶▶▶

有一次，炎帝独自一人到了巴蜀之地的百草山上采药，正值冬天，天气很冷，炎帝边走边采药，他患了关节炎，全身关节疼痛难忍。由于药材比较重，加之疲劳过度，炎帝曾数次昏倒，可每次醒来后，他总是坚持向前。这一次，他整整躺了三个昼夜，炎帝苏醒后坐了起来，回头一看，那枯草丛中有几株青绿色的叶草，他喜出望外，随手把青草挖出，把这株草全部细嚼慢咽地吞了下去，开始觉得草根有苦辛之味，食后顿觉全身关节疼痛消失，头脑也清醒了。环顾四周，草木全枯死了，只有这株草发芽了，炎帝就给它起名为"独活"。

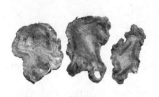

独活

寒湿阻络型 ▶▶▶▶▶

● **症状**

手足麻木、疼痛、汗出，肢体远端对称性深浅感觉减退或消失，呈或长或短的手套、袜子样分布，肢冷，手或足无力，进而四肢无力，肢体远端感觉异常，如针刺、蚁行感，且有小腿部肌肉压痛，四肢末端皮肤变嫩，红紫血肿，纳呆，便溏，舌淡苔白，脉浮。

● **治法**

散寒除湿。

● **验方验穴**

1. 黄芪30克，桂枝6克，白芍15克，细辛3克，生姜10克，木瓜12克，大枣3枚。水煎服，每日1剂。

2. 取颈5～7夹脊穴针刺，配合肩贞、曲池、外关、环跳、委中、昆仑穴，下肢活动不利取腰1～5夹脊穴、骶1～2夹脊穴，平补平泻，留针30分钟，每日1次。

3. 取颈5～7夹脊穴隔姜灸，下肢活动不利取腰1～5夹脊穴、骶1～2夹脊穴，每穴3～5壮，每日1次。

肺热伤津型 ▶▶▶▶▶

● **症状**

四肢痿软无力，渐至肌肉消瘦，皮肤干燥，心烦口渴，呛咳喉干，痰少而黏，或痰中带血，小便赤涩，大便干结，舌质红，苔黄，脉细数或浮数。

● **治法**

清热润燥，养肺益胃。

● **验方验穴**

1. 独活9克，生石膏30克，黄芪30克（另煎），桂枝9克，白芍12克，麦冬12克，枇杷叶12克，沙参12克，阿胶9克（烊化），甘草6克。水煎服，每日1剂。

2. 取颈5～7夹脊穴、腰1～5夹脊穴、骶1～2穴夹脊穴针刺，配合上肢的肩髃、曲池、合谷、阳溪穴，下肢的髀关、梁丘、足三里、解溪穴。平补平泻，留针30分钟，每日1次。

3. 拔罐疗法：患者俯卧，取督脉和膀胱经穴走罐；取尺泽、外关、身柱、脾俞、委中、足三里、命门穴拔罐，留罐10分钟，每日1次。本法适用于四肢麻木刺痛、畏寒肢冷的患者。

湿热浸淫型 ▶▶▶▶▶

● **症状**

四肢红肿热痛，逐渐出现痿软无力，感觉异常，肢体困重麻木，胸脘痞闷，或不完全性瘫痪，手足肿胀、汗出，小便黄，苔黄，脉濡数。

● **治法**

清热利湿，通经活络。

● **验方验穴**

1. 白芍12克，当归9克，黄芪40克，黄连10克，栀子9克，黄柏10克，生地黄10克，茯苓12克，升麻12克。水煎服，每日1剂。

2. 取颈5～7夹脊穴、腰1～5夹脊穴、骶1～2夹脊穴、阴陵泉、脾俞穴针刺，平补平泻，留针30分钟，每日1次。

3. **按摩疗法**：①拿肩井穴及肌筋，揉捏手三里、合谷穴及肌筋，点按肩髃、曲池等穴，来回搓揉臂肌数遍。②拿阴市、承山、昆仑穴及肌筋，揉捏伏兔、承扶、殷门穴及肌筋，点按腰阳关、环跳、足三里、委中、犊鼻、解溪、内庭等穴，来回搓揉股肌数遍。手法重一些，力量深达肌层。③用拇指或食指、中指点压合谷、后溪、外关、手三里、曲池、肩髃、迎香、头维、梁丘、伏兔、足三里、太溪、下巨虚、陷谷等穴，每穴1分钟，以患者有酸、麻、胀感为度。④俯卧，按法、揉法、擦法施于背部，点按足太阳膀胱经穴，如肝俞、肺俞、脾俞、腰阳关、委中、委阳、承山、跗阳等穴，每穴1分钟。

瘀血阻络型 ▶▶▶▶▶

● 症状

四肢麻木、疼痛、肿胀，手足无力，舌质暗或有瘀斑，苔薄白，脉涩。

● 治法

活血化瘀。

● 验方验穴

1. 黄芪10克，桂枝6克，防风10克，白芍12克，桃仁9克，红花10克，当归15克，川芎10克，鸡血藤30克，黄柏10克，牛膝30克。水煎服，每日1剂。

2. 取华佗夹脊穴针刺，配合上肢的肩髃、曲池、合谷、阳溪穴，下肢的髀关、梁丘、足三里、解溪穴。每日1次，10天为1个疗程。上肢活动不利者，加颈5～7夹脊穴；下肢活动不利者，加腰1～5夹脊穴、骶1～2夹脊穴；肺热者，加尺泽、肺俞穴，只针不灸，强刺激，用泻法；湿热者，加阴陵泉、脾俞穴，只针不灸，强刺激，用泻法；肝肾阴亏者，加肝俞、肾俞、悬钟、阳陵泉穴，用补法；瘀血阻络

★ 治验实录 ★

病例：王某，女，38岁。患者5天前发热，咳嗽，吐黄痰，胸痛，继则四肢瘫痪，伴有麻木。诊断为"感染性多发性神经炎"，经多方治疗未见好转，故而来诊。现症：嗜睡，喉中痰鸣，四肢瘫痪，不能活动。X线示双肺纹理增粗。

辨证：风热犯肺。

治法：滋肺清热，宣通肺气。

处方：沙参麦冬汤合银翘散加减。沙参10克，麦冬30克，瓜蒌10克，银花15克，连翘12克，板蓝根30克，鸡血藤30克，川芎10克，丹参12克，红花12克。水煎服，每日1剂。配合针灸治疗，取胸1～4夹脊穴、腰1～5夹脊穴针刺，配合尺泽、列缺、曲池、肺俞、照海、内庭等穴，平补平泻，每日2次，治疗5次后改为每日1次。治疗10次后，痰鸣音消失，痰量减少，呼吸平稳，两肺纹理增粗不明显，四肢痿软不能动。继续治疗15次后，渐可下地行走。又治疗3周，患者已能独立活动。2年后随访，病未复发，患者可以正常生活和工作。

者，加血海、气海穴；呼吸麻痹者，加列缺、云门穴；膀胱麻痹者，加气海、关元穴。

3. 耳穴疗法：耳穴取相应肢体（或手或足）、肾上腺、肺，用磁珠压穴法，每5天更换1次，每次3～4穴，单耳或双耳刺激均可。

4. 取华佗夹脊穴艾灸，配合足三里、脾俞、曲池、太溪、合谷穴。每周治疗2～3次。上肢活动不利者，取颈5～7夹脊穴、胸1～4夹脊穴；下肢活动不利者，取腰1～5夹脊穴、骶1～2夹脊穴；湿热、肺热者，隔蒜灸；肝肾阴亏者，隔姜灸；瘀血阻络者，隔蒜灸。

脑动脉硬化

脑动脉硬化，指动脉管壁变性引起脑血流减少、弥漫性脑组织改变与脑功能障碍。临床主要表现为神经衰弱、动脉硬化、痴呆。发病多在50岁以后，病程长，进展缓慢。本病男性多于女性，女性患者多见于绝经以后。本病属于中医"脑络痹"的范畴。

选用的中药故事

决明子 ▶▶▶

从前，有个老头，眼睛不好，看东西看不清，走路拄拐杖，有一天，他的孙子看见门前有几颗野草，这几颗野草结了菱形、灰绿色、有光亮的草籽。人们都说它能治疗各种眼病，长服能明目，给它取名为"决明子"。孙子一闻草籽，气味挺香，就抓了一小把给爷爷当茶喝。老头因为常饮决明子泡的茶，

心脾两虚型 ▶▶▶▶▶

● 症状

头晕头痛，倦怠乏力，心悸，失眠，痴呆，心烦健忘，语言不清，情绪不稳，少气懒言，四肢发麻，舌淡胖，舌苔薄白或薄黄，脉弦细无力。

● 治法

养血安神，益气补中。

● 验方验穴

1. 何首乌6克，核桃仁15克，粳米80克。将何首乌、核桃仁研成细末，将此细末与粳米一起入锅，加清水煮粥。此粥可每日代替早餐食用。

2. 取百会穴放血，隔日1次，10次为1个疗程。

一直到八十多岁，眼睛还很明亮，身体很健康，走路也不拄拐杖了。老头把决明子能治眼病的事传给大家，治好了很多眼病患者。

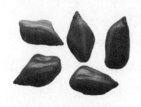

决明子

3. 取心俞、脾俞穴隔姜灸，隔日1次，10次为1个疗程。

心肾不交型 ▶▶▶▶▶

● **症状**

表情淡漠，心烦健忘，语言不清，情绪不稳，反应迟钝，哭笑无常，语无伦次，头晕耳鸣，二便不调，舌质红，苔薄黄或薄白，脉弦或细数无力。

● **治法**

滋肾养血，交通心肾。

● **验方验穴**

1. 莲子、枸杞子各15克，鲜荷叶1张，小米100克，白糖适量。将莲子、荷叶洗净，去掉荷叶的蒂及边缘待用。莲子、枸杞子和小米一起入锅，加入适量的清水，然后将荷叶盖在锅中的水面上，加热煮粥。粥熟后可加入适量的白糖调味。每日早、晚各服1次。

2. 取神门、心俞、肾俞、太溪、内关穴针刺，四神聪透百会，用平补平泻法，每日1次，留针30分钟，10天为1个疗程。

3. 取肾俞穴隔姜灸，心俞穴隔蒜灸，每穴7～9壮，每日1次，10天为1个疗程。

痰热内扰型 ▶▶▶▶▶

● **症状**

眩晕胸闷，泛恶欲呕，心悸而烦，动则加剧，口苦面赤，视物不清，痰多黄稠，肢体麻木，失眠多梦，舌质红，苔黄腻，脉弦滑。

● **治法**

清热化痰。

● **验方验穴**

1. 半夏15克，茯苓12克，黄连12克，决明子9克，枳实10克，胆南星6克，天麻30克，大黄12克。水煎服，每日1剂。

2. 取四神聪、风池、丰隆、内关、神门穴针刺，用平补平泻法，每日1次，留针30分钟，10天为1个疗程。

3. 取百会、足三里、天枢、太冲穴，用三棱针点刺放血，每日1次，10天为1个疗程。

瘀阻脑络型 ▶▶▶▶▶

● **症状**

眩晕，头痛，痛如针刺，痛处固定，健忘，语无伦次或错语，面色晦暗，舌有瘀点、瘀斑，或舌下静脉曲张，脉弦涩。

● **治法**

活血化瘀，益气通脉。

● **验方验穴**

1. 当归12克，川芎15克，地龙12克，桃仁12克，穿山甲9克，钩藤15克，老葱30克，牛膝30克。水煎服，每日1剂。

2. 取脑户、风池、大椎、后溪穴针刺，用平补平泻法，每日1次，留针30分钟，10天为1个疗程。

3. 取三阴交、膈俞、后溪穴，用三棱针点刺放血，四神聪透百会，每日1次，10天为1个疗程。

★ **治验实录** ★

病例：马某，男，63岁。患者1年前突然昏倒，经医院抢救后患脑梗死后遗症。

现症：反应迟钝，语言欠清晰，下肢行动时乏力，活动受限，腰膝酸软，大便干，小便黄，舌质红，苔黄腻，脉弦滑。

辨证：肾阴虚，肝阳上亢，痰湿内扰。

治法：滋阴潜阳，化痰通络。

处方：天麻半夏钩藤汤加减。天麻30克，半夏9克，竹茹12克，地龙10克，胆南星6克，茯苓12克，牛膝30克，丹参12克，钩藤15克，龙骨30克，牡蛎30克，菊花15克，炒白术30克。水煎服，每日1剂。同时针灸治疗，取风池、绝骨、风市、丰隆、合谷、外关、太冲、太溪穴针刺，四神聪透百会。配合拔罐疗法，患者俯卧，先取督脉和膀胱经穴走罐，再取尺泽、外关、身柱、脾俞、委中、足三里、命门穴拔罐，留罐10分钟，每日1次。治疗3个月后，患者症状基本消失。

脑萎缩

脑萎缩是一种以病理改变命名的脑病，是一种慢性进行性疾病。主要表现为记忆力减退，情绪不稳，思维能力减退，注意力不集中，严重时发展为痴呆。本病多发生于50岁以上的患者，病程可逾数年，女性多于男性。本病可分为脑动脉硬化性脑萎缩、老年痴呆性脑萎缩、中风后脑萎缩、颈椎病及脑外伤后脑萎缩。

选用的中药故事

枸杞子 ▶▶▶

相传，有一个体弱多病的书生，到深山求道，他找了好几天未见到神仙的踪影。一天，忽然见到一位年迈的妇人，手里拿着一束枸杞枝，上面结了许多枸杞子，那婆婆说："我一年四季以枸杞为生，春天吃苗，夏天吃花，秋天吃果，头发也黑了，脸也光润了。只有我那个小儿媳妇不吃枸杞，成天鸡鸭鱼肉，吃出了许多病。"书生听了这话，回到家里，买了很多枸杞子服食，天长日久，百病消除，活到80多岁。

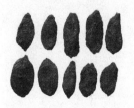

枸杞子

肾阳虚型 ▶▶▶▶▶

● 症状

初期可见反应迟钝，动作迟缓，寡言少语，精神不振，失眠，多梦，记忆力减退，头晕，耳鸣，腰膝酸软，形寒肢冷，夜尿频多，渐而智能减退，生活不能自理，或出现失语，痴呆，二便失禁，舌质胖嫩，脉沉细。

● 治法

温阳补肾，健脑益智。

● 验方验穴

1. 熟地黄15克，山萸肉12克，石菖蒲10克，远志10克，肉桂9克，何首乌9克，补骨脂12克，巴戟天30克，枸杞子12克，菟丝子15克。水煎服，每日1剂。

2. 取肾俞、风池、三阴交、太溪、命门、肝俞、足三里穴针刺，用补法，留针30分钟，每日1次。

3. 取颈2～7夹脊穴，用艾条温和灸30分钟，每日1次，10天为1个疗程。

肝肾阴虚型 ▶▶▶▶▶

● 症状

初期可见性情改变，急躁易怒，失眠，多梦，眩晕，耳鸣，记忆力减退，腰膝酸软，颧红咽干，渐而智能减退，共济失调，震颤麻痹，舌红少苔，脉弦细数。

● **治法**

滋补肝肾，养阴益智。

● **验方验穴**

1. 天麻30克，山萸肉12克，茯苓15克，丹皮10克，龟板20克（先煎），知母10克，枸杞子12克，制首乌6克，怀牛膝10克，黑芝麻30克，白芍30克。水煎服，每日1剂。

2. 取肾俞、三阴交、太溪、肝俞、太冲、足三里穴针刺，补肾俞、太溪，泻肝俞、太冲，留针30分钟，每日1次。

3. 取肾俞、三阴交、太溪、足三里穴三角灸，每日1次。

痰浊壅盛型 ▶▶▶▶▶

● **症状**

初期可见面色晦暗，神情淡漠呆滞，性情孤僻，不言不语，懒怠安卧，不欲饮食，喉间痰多，注意力不集中，健忘，或喜怒无常，欲哭欲笑，妄闻妄见，多疑猜忌，渐而智能减退，生活不能自理，失语，甚至完全痴呆，舌苔白腻，脉濡滑或弦滑。

● **治法**

解郁除痰，化浊醒神。

● **验方验穴**

1. 浙贝30克，人参10克，胆南星12克，黄连10克，半夏10克，茯苓15克，黄芩10克，大黄6克，玄明粉12克（冲服）。水煎服，每日1剂。

2. 取中脘、丰隆、头维、内关、脾俞、公孙、足三里穴针刺，补中脘、内关、脾俞、公孙、足三里，泻丰隆、头维，留针30分钟。

3. 取脾俞、公孙、足三里、中脘、丰隆穴隔姜灸，每日1次。

瘀阻脑络型 ▶▶▶▶▶

● **症状**

面色晦暗，表情呆板，反应迟钝，动作迟缓，或性情急躁，记忆力明显减退，头痛如刺，幻触幻感，恶闻人声，喜静恶动，或出言无序，哭笑无常，肢体麻木，渐而理解、判断、计算、定向、记忆等智能全面减退，甚至痴呆，舌质暗，舌有瘀斑，苔薄白，脉沉弦细或沉涩。

● **治法**

活血化瘀，开窍醒神。

● **验方验穴**

1. 黄芪45克，当归12克，赤芍10克，川芎10克，桃仁10克，红花6克，地龙10克，人参12克，天麻30克，僵蚕10克。水煎服，每日1剂。

2. 取长强、百会、头维、上星、膈俞、血海、颈2～7夹脊穴针刺，用平补平泻法，留针30分钟。

3. 耳穴疗法：取心、脑、肝、肾、脾、皮质下，用王不留籽贴压，2～3天治疗1次，10天为1个疗程。

气血亏虚型 ▶▶▶▶▶

● **症状**

面色少华或白，倦怠乏力，精神不振，反应迟钝，记忆力减退，表情呆板，喜静恶动，不言不语，失眠，逐渐出现明显"呆病"面容，行为笨拙幼稚，理解、判断、计算、定向、记忆等智能全面减退，甚至完全痴呆，生活不能自理，舌淡红，苔薄白，脉细无力。

★ 治验实录 ★

病例： 张某，男，75岁。患者渐进性健忘2年，加重6个月。患者3个月来肢体麻木，步态不稳，如踩棉花，头晕，严重失眠，出门不识回路，平时沉默少语，反应迟钝，表情淡漠，纳少腹胀，大便隔日1次，舌质淡红，苔薄白，脉沉细。CT示"脑萎缩，伴脑白质病"。

辨证： 肾精不足，脑窍失荣。

治法： 补肾健脑，化瘀宁神。

处方： 黄芪20克，党参9克，黄精10克，何首乌6克，枸杞子15克，龙眼肉12克，山药15克，石菖蒲15克，益智仁15克，巴戟天30克，山萸肉10克，合欢皮15克，炙甘草3克。水煎服，每日1剂，连服30剂。配合针灸治疗，取曲池、肩髃、环跳、肾俞、三阴交、太溪、命门、肝俞、足三里、后溪、阳陵泉、绝骨、解溪、关元穴，每次选5～7穴，用平补平泻法，

● **治法**

益气养血，活血通络。

● **验方验穴**

1. 黄芪60克，当归15克，益智仁10克，桑椹10克，枳实12克，水蛭6克。水煎服，每日1剂。

2. 取气海、关元、足三里、长强、百会、颈2～7夹脊穴针刺，用补法，留针30分钟，每日1次。

3. 点穴疗法：按摩百会、太阳、睛明、四白、印堂、脑户、风池穴，每天1次，10天为1个疗程。

每日1次。治疗2个月后，患者记忆力增强，失眠好转，肢体麻木消失。连续治疗6个月，同时嘱患者加强与人交流。1年后随访，患者记忆力恢复，定向正确，问答切题，可独立生活。

不安腿综合征

不安腿综合征，主要表现为静息状态下双下肢难以形容的感觉异常与不适，有活动双腿的强烈愿望，患者不断被迫敲打下肢以减轻痛苦，常在夜间休息时加重。本病属于中医"痹证"的范畴。

选用的中药故事

老鹳草 ▸▸▸

有一年，发了水灾，患风湿病的人很多，无药治疗。孙思邈翻山越岭，寻找治风湿的药，但很难找到。有一天，孙思邈又去山上采药，看到一只老鹳正在山崖上啄食一种草。他想，老鹳生活在

湿邪侵袭型 ▸▸▸▸▸

● **症状**

双下肢沉重，小腿肌肉酸麻胀痛，难以言喻，夜间加重，纳呆，便溏，舌淡胖，边有齿痕，苔白腻，脉濡细。

● **治法**

健脾化湿。

● **验方验穴**

1. 老鹳草10克，防己10克，当归12克，黄柏12克，苍

术10克，牛膝30克，木瓜12克，威灵仙12克。水煎服，每日1剂。

2. 取承山、足三里、阴陵泉、三阴交、血海、阳陵泉、绝骨穴针刺，用平补平泻法，每日1次。

3. 取阴陵泉、三阴交、血海、阳陵泉、昆仑穴，用三棱针点刺放血，每日1次。

血虚筋挛型 ▶▶▶▶▶

● 症状

双下肢麻木酸胀无力，有蚁行感，痛苦难言，腿动不宁，头晕，心悸，舌淡，苔白，脉沉细无力。

● 治法

养血通络。

● 验方验穴

1. 桑枝30克，丹参30克，伸筋草20克。上药水煎后洗腿，每日1次。

2. 取腰1~4夹脊、骶1~2夹脊、风市、血海、委中、承山穴针刺，用平补平泻法，每日1次。

3. 药浴疗法：艾叶10克，红花10克，睡前将上药水煎，用煎汁洗温水澡，促使自主神经松弛，水温以39℃~40℃为宜，时间以10~20分钟为好。如能配合捏脊，疗效更佳。

气虚血瘀型 ▶▶▶▶▶

● 症状

双下肢麻木酸胀，困重乏力，似痛非痛，

江河湖泊中，遭受阴湿邪气的侵袭，为何不得风湿呢？莫非老鹳啄食的草有治疗风湿的功效？他马上攀上山崖，将老鹳啄食的那种草采回，让病人服下。病人服用三剂后，红肿消退，服用7剂后就能自主走路了。孙思邈因为是老鹳帮自己找到的药草，所以，孙思邈便给这种草命名为"老鹳草"。

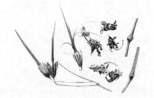

老鹳草

★ 治验实录 ★

病例：王某，女，34岁。患者双下肢麻木，痛苦不舒。患者2个月前行人工流产术，出现双下肢酸胀麻木，自己捶打后缓解，夜间加重，发作时不能入睡。各项检查正常，双下肢未发现阳性体征，诊断为"不安腿综合征"。

辨证：气血两虚。

治法：补气养血。

处方：当归30克，黄芪60克，麻黄12克，桂枝15克，红花20克，丹参10

痛苦不舒，按摩后减轻，夜间或休息时加重，气短，纳少，便溏，舌淡，苔白，脉沉细。

● **治法**

补气活血通络。

● **验方验穴**

1. 当归100克，红花100克，黄酒500毫升。将当归和红花放入黄酒中浸泡7天，临睡前用泡过的中药擦洗双腿，每日1次。

2. 取风市、委中、委阳、承山、足三里、后溪、公孙穴针刺，用平补平泻法，每日1次。

3. 取承山、足三里、后溪、公孙、太溪穴隔姜灸，每日1次。

克，伸筋草30克，党参12克。将上药放入熏蒸机中，用熏蒸机治疗。水温保持49℃，熏蒸双下肢30分钟。配合针灸治疗，取腰1~4夹脊、骶1~2夹脊、风市、血海、足三里、委中、太溪、承山穴针刺，用平补平泻法。治疗5次后，症状消失。2个月后随访，未见复发。

梅尼埃病

梅尼埃病是一种常见的非炎症性疾病，以反复突然发作的周围景物旋转感、发作性眩晕、头胀满、耳鸣耳聋、耳内胀满感、恶心呕吐为临床特征。多由疲劳、情绪激动、精神受挫而致自主神经功能失调，内耳淋巴分泌过多或吸收障碍，进而引起内耳膜迷路积水、内淋巴系统膨胀高压、内耳末梢器官缺氧变性而发生本病。本病属于中医"眩晕""耳冒"等范畴。

选用的中药故事

旋覆花 ▶▶

相传，很久以前有一个地主取了6个老婆，生的都是女儿，后来他又抢了一个18岁的姑娘给他生儿子，整天找医生给姑娘吃人参、鹿茸等补

肝阳上亢型 ▶▶▶▶▶

● **症状**

眩晕，呕吐，耳鸣，头胀痛，心烦易怒，面红，目赤，口苦，甚或眩晕欲仆，舌红少苔，脉弦。

● **治法**

平肝潜阳，清火息风。

品，补得姑娘头昏眼花，口舌生疮，恶心呕吐，病倒在床。地主看她生儿无望，把她赶出门外。姑娘昏倒在路边，正好路边有一片黄色的花，一尺高，长得像向日葵，但花开得很小，叶子长得也像向日葵叶。姑娘醒来，又饿又累，前不着村，后不着店，只能喝一点黄花上的露水，喝后不久，她就感到头晕减轻了，之后她又摘了些花吃，感到恶心也好多了。后来，她又采了许多黄花带回家，给头晕的病人服，效果很好，人们把它叫做"旋覆花"，现在多用来治头晕。

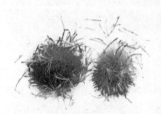

旋覆花

● **验方验穴**

1. 牛膝20克，天麻30克，荷叶12克，钩藤30克，黄连12克，石决明15克，龟板12克，天冬10克，白芍12克，茵陈30克，川楝子15克。水煎服，每日1次。

2. 取百会、风府、风池、印堂、太溪、太冲穴针刺，用平补平泻法，留针30分钟，每日1次。

3. 取四神聪、太冲、太溪、印堂穴，用三棱针点刺放血，每日1次。

痰浊上泛型 ▶▶▶▶▶

● **症状**

眩晕，倦怠，或头重如蒙，胸闷恶心，或时吐痰涎，舌胖，苔白腻，脉滑。

● **治法**

燥湿祛痰，健脾和胃。

● **验方验穴**

1. 旋覆花10克，代赭石20克，人参6克，大黄6克，黄连6克，草决明12克，钩藤12克，半夏10克，天麻20克，茯苓15克，竹茹30克，甘草6克，生姜3片，大枣3枚。水煎服，每日1次。

2. 取百会、头维、太冲、内关、脾俞、丰隆、足三里穴针刺，用平补平泻法，留针30分钟，每日1次。

3. 取百会、内关、丰隆穴三角灸，每穴3～7壮，每日1次。

气血亏虚型 ▶▶▶▶▶

● **症状**

眩晕，动则加剧，劳累即发，神疲懒言，气短声低，面白少华，舌淡苔白，脉细弱。

● **治法**

补益气血，健运脾胃。

● **验方验穴**

1. 人参6克，白术9克，半夏9克，泽泻9克，茯苓9克，甘草6克，龙眼肉12克，白芍20克。水煎服，每日1次。

2. 取百会、风池、印堂、内关穴针刺，用泻法或平补平泻法，留针20~30分钟，每日1次，治疗6次后休息2天。

3. 取百会、足三里、气海穴隔姜灸，每日1次。

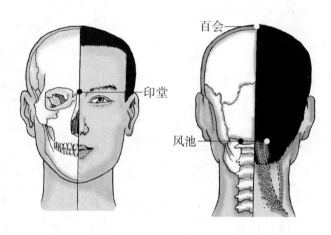

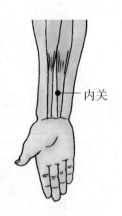

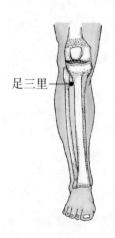

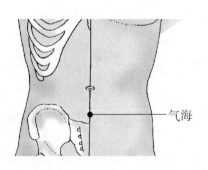

★ 治验实录 ★

病例：王某，女，39岁。患者突然头晕恶心，不能站立3天。现症：头目眩晕，恶心，呕吐，闭目卧床，不敢翻身或转动头部，耳鸣，面色苍白，汗出，舌淡，苔白腻，脉弦滑。

辨证：痰浊上泛。

治法：健脾化痰。

处方：泽泻15克，天麻30克，白术30克，半夏9克，石菖蒲15克，钩藤15克。水煎服，每日1剂。配合针灸治疗，取百会、内关、阴陵泉、丰隆、足三里穴针刺，每日1次。治疗3天后，病情基本好转，在上方的基础上继续治疗10天病愈。

帕金森病

帕金森病是一种常见的中枢神经功能障碍性疾病，多在60岁以后发病。主要表现为动作缓慢，身体及四肢震颤，并失去了柔软性，变得僵硬，导致生活不能自理。本病属于中医"颤证""颤振""振掉"的范畴。

党参 ▸▸▸

古时候，当地有户贫苦的青年，名叫张卿，后来，张卿的父亲得了重病，有位郎中在处方上开的"党参"，但此药很贵。张卿决定自己上山去找党参。张卿背着背篓去挖药，在山里四处寻找，到处是峭壁陡岩，冷风嗖嗖，黑雾漫漫。张卿又累又饿，终于倒在了一个岩洞里。模模糊糊中，他觉得好像是睡在花瓣铺的床上，软软和和的，非常舒适，面前还站着个年轻姑娘，面目俊秀，姑娘问他到这里来干什么。他叙说了自己的苦处以后，姑娘告诉他说："前面山上有两块石头，夹缝里有一大棵党参，你把它挖去栽在自己园里，再采一片叶，给你父亲煎水喝，病就会好了。"张卿醒了，原来是一场梦。天亮了，他走

肝气郁滞型 ▸▸▸▸▸

● 症状

手指呈"搓丸样"动作，肢体疼痛不移，屈伸不利，胸胁胀满不适，嗳气纳差，夜寐欠佳，大便不爽，舌红，苔薄，脉弦细。

● 治法

行气通络。

● 验方验穴

1. 柴胡15克，白芍20克，何首乌9克，桑椹15克，郁金12克，水蛭6克，陈皮15克，甘草6克。水煎服，每日1剂。

2. 取大椎、肝俞、肾俞、脾俞、风池穴针刺，四神聪透百会，用平补平泻法，留针30分钟，每日1次。智力低下者，加智三针；语言障碍者，加通里、哑门；偏风火伴眩晕者，加太冲、曲池、外关。

3. 按摩疗法：点按百会、风池、大椎、肝俞、太冲、膈俞、天枢、血海、阳陵泉穴。

肝肾阴虚型 ▸▸▸▸▸

● 症状

四肢震颤，或见头摇颤，日久不愈，拘急强直，表情呆板，头晕目眩，记忆力下降，耳鸣，视物模糊，腰膝酸软，

过山谷，爬过悬崖，来到两块石头夹缝里，果然发现了一棵特大的党参。张卿小心地挖了起来，这党参竟有一尺多长，且已成了人形，有胳膊有腿，有鼻子有眼，模样就像昨夜的姑娘。他将其连根带土都挖了出来，理顺党参的秧，一口气背回了家。他把党参栽到菜园里，搭好藤架，然后掐了一片党参叶进屋给父亲煎水喝，父亲的病一下子就好了。此后，张卿天天给党参浇水，经常培土锄草，看得比什么都珍贵。终于有一天，党参旁边走出了梦中的姑娘，与张卿结成了夫妻，过起了幸福的生活。

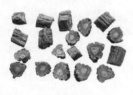

党参

肢体麻木，五心烦热，大便秘结，啼笑无常，言语失序，甚至幻听幻觉，纳差神疲，舌红少苔，脉弦细。

● **治法**

补益肝肾，滋阴息风。

● **验方验穴**

1. 生白芍12克，全蝎6克，制首乌6克，阿胶6克，生龟板30克，五味子9克，生牡蛎30克，麦冬12克，炙甘草6克，山茱萸12克，熟地黄12克，生鸡子黄1枚。水煎服，每日1剂。

2. 取肝俞、肾俞、太溪、天枢、照海穴针刺，用补法，留针30分钟，每日1次。

3. 取肝俞、肾俞、公孙、风池穴隔蒜灸，每穴3~5壮，每日1次。

痰浊壅滞型 ▶▶▶▶

● **症状**

四肢震颤、麻木，头摇而动，头痛头晕，胸胁满闷，善怒心烦，纳差，腹胀，便秘，夜寐欠佳，舌淡苔白，脉弦滑。

● **治法**

燥湿化痰，理气除烦。

● **验方验穴**

1. 半夏10克，天麻20克，天南星6克，僵蚕10克，枳实6克，茯苓12克，甘草6克，桑白皮6克，大黄6条，玄明粉12克（冲服）。水煎服，每日1剂。

2. 取阴陵泉、曲池、丰隆、风池、足三里、少海、后溪、太冲、三阴交穴针刺，用平补平泻法，留针30分钟，每日1次。

3. 取百会、脾俞、膻中、气海、关元、足三里、三阴交、太溪穴隔姜灸，每穴3～5壮，每日1次。

气滞血瘀型 ▶▶▶▶▶

● **症状**

肢体震颤、麻木不仁、僵直、刺痛，头晕，急躁易怒，纳差，口干，夜寐欠佳，舌紫暗或有瘀斑，苔薄腻，脉涩。

● **治法**

理气活血，化瘀通络。

● **验方验穴**

1. 柴胡10克，白芍10克，当归12克，穿山甲12克，红花9克，熟地黄10克，川芎15克，白术10克，天麻12克，防风10克。水煎服，每日1剂。

2. 取气海、神庭、天枢、丰隆穴针刺，四神聪透百会，用平补平泻法，留针30分钟，每日1次。

3. 取脾俞、膻中、气海、膈俞穴麦粒灸，每穴3～5壮，每日1次。

气虚血瘀型 ▶▶▶▶▶

● **症状**

肢体震颤日久，颈项拘强，肢体拘紧，活动不利，行走慌张，伴头晕眼花，面色苍白，体倦乏力，少气懒言，心悸少寐，舌体胖且边有齿痕，舌质暗淡且有瘀点，脉沉细无力。

● **治法**

益气养血，活络息风。

● **验方验穴**

1. 黄芪40克，党参20克，当归12克，白芍30克，木瓜12克，伸筋草12克，川芎6克，何首乌6克，黄精15克，怀牛膝30克，威灵仙12克。水煎服，每日1剂。

2. 取脾俞、胃俞、足三里、三阴交、气海穴针刺，用补法，留针30分钟，每日1次。

3. 取百会、印堂、膻中、气海、关元、足三里、三阴交、太溪穴麦粒灸，每穴3～5壮，每日1次。

风痰上扰型 ▶▶▶▶▶

● **症状**

肢体震颤兼有麻木，胸胁满闷，心烦，口腻，头晕昏重，目眩，耳鸣，舌苔白腻或黄腻，脉弦滑。

● **治法**

祛风涤痰。

● **验方验穴**

1. 半夏10克，茯苓10克，白术30克，胆南星6克，郁金10克，天竺黄20克，天麻10克，当归12克，大黄6克，全蝎12克。水煎服，每日1剂。

2. 取脾俞、曲池、内庭、丰隆、合谷、天枢、内关穴针刺，用平补平泻法，留针30分钟，每日1次。

3. 天麻25克，核桃仁15个，何首乌9克，鲜鲤鱼600克。将前3味放入鱼腹中，置盆内，加葱、姜少许，再加适量清水上笼蒸约30分钟，食肉喝汤，隔日1次。

★ 治验实录 ★

病例：李某，女，65岁。主诉：双手震颤3年。患者3年前出现左手轻微颤抖，逐渐发展至手颤抖动呈"捻药丸"，伴面部汗出涔涔而难以自持，双手指不能自如伸直，书写困难，紧张时加重，双手麻木、活动不利，失眠，头晕，食欲不振，小便黄，大便秘结，舌质微红、少津，苔薄，脉沉弦。

辨证：肝肾阴虚，阳亢风动。

治法：滋补肝肾，育阴潜阳，镇肝息风。

处方：生龙骨30克，炙龟板30克（先煎），肉苁蓉10克，熟地黄30克，制首乌6克，枸杞子30克，天麻10克，天冬10克，钩藤10克，知母10克，生白芍15克，豨莶草15克，木瓜10克。水煎服，每日1剂，分2次服。上方服20剂后，去熟地黄，加黄精，配成丸剂，每日3次，每次6克，长期服用。配合针灸治疗，取肝俞、肾俞、气海、外关、足三里、中脘、合谷、三阴交、太溪穴针刺，四神聪透百会，用平补平泻法，每日1次，10次为1个疗程。治疗半年后，患者可独自步行百米，穿衣、倒水、上厕所等日常生活能自理，精神状况好转。

精 神
分裂症

精神分裂症是一种常见的精神病。临床表现有思维、情感、感知和行为等多方面的障碍，一般无意识及智能障碍，病程多迁延，部分患者最后可导致人格缺损。本病好发于青壮年，多发于16～40岁之间。本病患病率高，严重损害患者的心身健康，给患者家庭和社会带来沉重的负担。本病属于中医"癫狂"的范畴。

内科疾病

99

选用的中药故事

藜芦 ▶▶▶

张子和的邻居李氏，曾因丈夫有新欢而与丈夫发生口角，后来突然癫痫发作，且病情越来越重，开始是一两年发作一次，后来发展到每日发作十余次，痴呆健忘，唇口青紫，口吐白沫，牙关紧闭，昏仆抽搐。张子和对此也束手无策。有一天，李氏独自一人奔上山坡。渴了，喝清泉水；饿了，采些山中嫩草充饥。傍晚时分回家，不吵也不闹，睡在床上，到了半夜，突然起身嚷着要吐。"哇"的一声，呕出许多白、黄、黑三色顽痰，过了几天，李氏竟然一切恢复了正常，癫痫也就霍然而愈了。

张子和亲自问李氏吃了什么药，李氏把他带到山坡上，找到了自己吃的那种野草。张子和笑着

痰火郁结型 ▶▶▶▶▶

● 症状

郁郁寡欢，少言懒语，时好时坏，目不识人，语无伦次，甚则登高而歌，双目呆滞，神志不清，答非所问，舌质绛，苔黄厚，脉滑数。

● 治法

清热化痰，宁心安神。

● 验方验穴

1. 黄连12克，黄柏12克，枳实9克，藜芦6克，生大黄9克（后下），芒硝9克（冲服）。水煎服，每日1次。

2. 取合谷、太冲、内关、丰隆、气海、心俞穴针刺，用泻法，每日1次，每次留针30分钟，间隔10分钟行针1次，15次为1个疗程。

3. 取太冲、内关、心俞穴，用三棱针点刺放血，加拔火罐，每日1次。

阳明热结型 ▶▶▶▶▶

● 症状

狂躁不宁，骂詈不休，登高而歌，面色红赤，大便秘结不通，烦渴喜冷饮，舌红，苔黄燥，脉沉实有力。

说："这是山上野葱吗？山上野葱有毒。"此时，张子和猛然想起《本草图经》中说："山葱大吐上膈风涎。"心中顿悟。它本是治风痰的妙药，李氏痰迷心窍，久则成疾，服用山葱，就完全对症了。吐，当又是治病一法。所谓山葱者，即藜芦是也。张子和从此就擅长用藜芦等药，以呕吐的方法治疗风痰怪病。

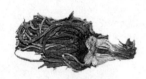

藜芦

● **治法**

通腑泻热。

● **验方验穴**

1. 甜瓜蒂6克，淡豆豉9克，赤小豆9克，藜芦6克，明矾3克，急性子4克。水煎服，晨起空腹时服，若快呕则止后服。服后已过6小时仍不吐者可服第2次。

2. 取太冲、丰隆、内关、大陵、足三里穴针刺，用泻法，每日1次，不留针。

3. 取太冲、丰隆、内关、大陵穴隔蒜灸，每日1次。

痰火扰心型 ▶▶▶▶▶

● **症状**

不寐易惊，烦躁不安，狂乱无知，哭笑无常，登高而歌，毁物伤人，弃衣而走，语无伦次，面红目赤，情绪不稳，尿赤，大便干燥，舌质红，苔黄腻，脉滑数。

● **治法**

泻火涤痰。

● **验方验穴**

1. 礞石30克，黄芩12克，大黄12克，沉香12克，枳实12克，甘草6克。水煎服，每日1次。

2. 取大陵、委中、水沟、印堂穴针刺，用泻法，强刺激。每日1次，每次留针20分钟，间隔5分钟行针1次，10次为1个疗程。

3. 取大陵、丰隆、印堂穴隔蒜灸，每日1次。

肝气郁结型 ▸▸▸▸▸

● 症状

气郁不舒，头昏头痛，受精神刺激后整天沉默，不与人言，时而喃喃自语，傻笑，渐至狂躁郁怒，胁肋胀痛，哭笑无常，舌暗，苔薄，脉弦。

● 治法

疏肝解郁。

● 验方验穴

1. 黄连12克，瓜蒌12克，半夏12克，川楝子10克，大黄6克（后下），人参12克，白矾12克（冲服）。水煎服，每日1次。

2. 取太冲、丰隆、内关、大陵、足三里穴针刺，太冲、丰隆穴用泻法，强刺激；内关、大陵、足三里穴用补法。每日1次，每次留针30分钟，间隔10分钟行针1次，15次为1个疗程。

3. 取太冲、丰隆穴，用三棱针点刺放血，加拔火罐，每日1次。

心胆气虚型 ▸▸▸▸▸

● 症状

心悸，胆怯，善恐，多疑，幻听，幻觉，静而多言，舌淡，苔薄白，脉沉细无力。

● 治法

补心壮胆。

★ 治验实录 ★

病例：李某，女，47岁。患者因在单位闹矛盾后出现整天沉默，不与人言，时而喃喃自语，渐至狂躁郁怒，胁肋胀痛，哭笑无常，双目呆滞，打骂乱跑，舌苔腻，脉弦滑。诊断为"精神分裂症"。

辨证：肝气郁滞。

治法：化痰解郁。

处方：半夏9克，藜芦12克，枳实9克，茯苓12克，竹茹9克，青礞石15克，石菖蒲15克，天竺黄12克，甘草6克，大枣3枚。配合针灸治疗，取大椎、心俞、肝俞、太冲、丰隆、内关、合谷穴针刺，四神聪透百会，太冲、肝俞、丰隆穴用泻法，余穴用平补平泻法，留针30分钟，每日1次，10天为1个疗程，同时配合心理治疗。治疗10天后，患者睡眠好转，与周围人说笑。治疗20天后，病情基本好转。巩固治疗6个疗程后，患者病愈。随访2年未发。

● 验方验穴

1. 甘草9克，淮小麦30克，茯苓12克，陈皮12克，半夏15克，大枣3枚，人参9克，远志12克，酸枣仁30克。水煎服，每日1次。

2. 取百会、丰隆、气海、中脘、胆俞、心俞穴针刺，用补法，留针30分钟，每日1次。

抑郁症

抑郁症是一种常见的心理疾病，以情绪低落为主要特征。主要表现为常唉声叹气，易受伤害，流泪或愁容满面，有轻生念头，性欲减退，心情抑郁，注意力不集中，思维和反应迟钝，自责自罪，严重时可以有自杀的想法和行为，失眠早醒，食欲不振，体重减轻，困倦乏力，头痛头晕等。中医虽无"抑郁症"的病名，但根据抑郁症的主要表现，可归属于"郁证""癫证"的范畴。

选用的中药故事

枣仁 ▶▶▶

唐代永淳年间，相国寺有位和尚允惠，患了精神分裂症，经常哭笑无常，狂呼奔走。病程半年，虽服了许多名医开的汤药，均不见好转，家人潘某请来孙思邈诊治。孙思邈详询病情，细察苔脉，然后说道："令弟今夜睡着，明日醒来便愈。"潘某听罢，大喜过望。孙思邈吩咐："先取些咸食给小师父吃，待其口渴时再来叫我。"到了傍晚时分，允惠口渴欲饮，家人赶紧报知孙思

肝气郁结型 ▶▶▶▶▶

● 症状

精神抑郁，多愁善感，悲观厌世，情绪不稳，唉声叹气，两胁胀满，腹胀腹泻，身倦纳呆，舌淡红，苔薄白，脉弦细。

● 治法

疏肝理气。

● 验方验穴

1. 瓜蒌10克，黄连12克，半夏12克，茯苓6克，厚朴10克，苏叶30克，石菖蒲20克，远志20克，百合30克。

2. 取百会、印堂、大陵、人中、间使、后溪、太冲、肝俞、三阴交、膻中、大敦、风池、合谷穴针刺，用泻法，每次3~7穴，每日1次。

邈。孙思邈取出一包药粉，调入约半斤白酒中，让允惠服下，并让潘某安排允惠住一间僻静的房间。不多时，允惠便昏昏入睡，孙思邈再三嘱咐不要吵醒病人，待其自己醒来。直到次日半夜，允惠醒后，神志已完全清楚，癫狂痊愈，潘某重谢孙思邈，并问其治愈道理。孙思邈回答："此病是用朱砂酸枣仁乳香散治之，即取辰砂一两，酸枣仁及乳香各半两，研末，调酒服下，以微醉为度，服毕令卧睡，病轻者，半日至一日便醒，病重者二三日方觉，须其自醒，病必能愈，若受惊而醒，则不可能再治了。昔日吴正肃，也曾患此疾，服此一剂，竟睡了五日才醒，醒来后病也好了。"

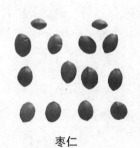

枣仁

3. 取百会、间使、后溪、太冲、肝俞穴，用三棱针点刺放血，每日1次。

气滞血瘀型 ▶▶▶▶▶

● **症状**

情绪抑郁，心情烦躁，思维联想缓慢，运动迟缓，面色晦暗，胁肋胀痛，妇女闭经，舌质紫暗或有瘀点，苔白，脉沉弦。

● **治法**

活血化瘀。

● **验方验穴**

1. 柴胡12克，桃仁10克，红花12克，白芍30克，川芎10克，当归9克，赤芍9克，枳实9克，郁金15克。水煎服，每日1剂。

2. 取太冲、肝俞、膈俞、三阴交、足三里穴针刺，用平补平泻法，每日1次。

3. 取膈俞、三阴交、足三里穴三角灸，每日1次。

气郁生火型 ▶▶▶▶▶

● **症状**

性情急躁易怒，头痛、头晕，胸闷胁胀，口苦咽干，舌红苔黄，脉弦数。

● **治法**

清肝泻火。

● **验方验穴**

1. 柴胡6克，大黄10克，黄连10克，黄芩15克，天麻30克，白芍30克，郁金20克，干姜12克。水煎服，每日1剂。

2. 取太冲、肝俞、胆俞、侠溪、足三里穴针刺，用平补平泻法，每日1次。

3. 取百会、间使、行间、太冲穴，用三棱针点刺放血，每日1次。

痰气郁结型 ▶▶▶▶▶

● 症状

精神抑郁，胸部满闷，咽中似有物梗阻，咳之不出，咽之不下，苔白腻，脉弦滑。

● 治法

利气化痰。

● 验方验穴

1. 半夏10克，紫苏梗30克，茯苓9克，香附12克，厚朴9克，甘草6克。水煎服，每日1剂。

2. 取百会、印堂、大陵、人中、间使、后溪、丰隆、曲池、脾俞、天枢、足三里穴针刺，太冲、丰隆用泻法，余穴用平补平泻法，每次选3~7穴，留针30分钟，每日1次。

3. 走罐疗法：患者俯卧，肩部放平。在背部皮肤和玻璃罐口涂上少许石蜡油，用闪火法把罐吸拔在大椎穴处，向下走罐至尾骶部，上下推拉数次，以皮肤潮红为度；将罐推拉旋转至膀胱经的背俞穴，沿垂直方向上下推拉，以推拉顺手、患者疼痛能忍为宜，以走罐部位皮肤充血，颜色变为紫红色，局部出现紫色血瘀为佳。起罐后将石蜡油擦净，每周2次，3周为1个疗程。

★ 治验实录 ★

病例：张某，女，45岁。主诉：胸闷、头昏脑胀半年。因夫妻感情不和，丈夫有外遇，患者受沉重打击，此后愁眉苦脸，吃不香，睡不着，成天精神恍惚，胸胁满闷，整夜难眠，记忆力减退，舌淡，苔微黄，脉弦缓而涩。诊断为"抑郁症"。

辨证：肝气郁结。

治法：疏肝理气，安神定志。

处方：柴胡10克，白芍15克，百合10克，五味子6克，炒枣仁30克，枳壳12克，白术10克，柏子仁10克，香附10克，丹参10克。水煎服，每日1剂。服7剂后，配合针灸治疗，取百会、印堂、大陵、人中、间使、后溪、太冲、肝俞、三阴交、神门、太溪、内关穴针刺，肝俞、三阴交、神门、太溪穴用补法，大陵、间使、后溪、太冲穴用泻法。治疗1周后，患者睡眠尚好，情绪稳定，食欲增加，二便通畅。心理医生用贝克认知疗法，根据患者情况（因婚姻矛盾、家庭破裂等出现抑郁、悲观和绝望），可以考虑采取夫妻指导、家庭关系咨询协调以及性心理等方面的心理治疗，解决婚姻和家庭问题，从而缓解抑郁症状。巩固治疗2个月，病愈。半年后随访，未见复发。

头痛

头痛多指眉毛以上至后边枕部疼痛。多种急慢性疾病都可出现头痛，如感冒、流行性脑脊髓炎、高血压、偏头痛、丛集性头痛、紧张性头痛等。本病属于中医"头风""脑风""首风""真头痛"的范畴。

羌活 ▶▶▶

有一次，两个病人同时来找张仲景看病，因两人都淋了一场大雨，都说头痛、发烧、咳嗽、鼻塞。经过望、闻、问、切，确诊为湿邪侵袭。张仲景给他们各开了剂量相同的九味羌活汤。

第二天，一个病人的家属跑来找张仲景，说病人服了药以后，出了一身大汗，但头痛比昨天更厉害了。张仲景问另一个病人，病人说服了药出了一身汗，病好了一大半。张仲景更觉得奇怪，为什么同样的病，服相同的药，疗效却不一样呢？他猛然想起在给第一个病人切脉时，病人手腕上出汗，脉搏也较弱，而第二个病人手腕上却无汗，他在诊断时忽略了这些差异。病人本来就出汗，再服下发汗的药，不就更加

风寒头痛 ▶▶▶▶▶

● 症状

头痛时痛时止，痛连项背，恶风恶寒，关节酸痛，苔薄白，脉浮紧。

● 治法

疏风散寒，通络止痛。

● 验方验穴

1. 川芎10克，荆芥10克，葛根6克，羌活9克，细辛3克，甘草6克。水煎服，每日1剂，分2次服。

2. 取列缺、太阳、印堂、风池穴针刺。太阳头痛加天柱、后顶、后溪、申脉；少阳头痛加太阳、率谷、悬颅、外关、侠溪；阳明头痛加上星、印堂、阳白、合谷、内庭；厥阴头痛加百会、前顶、通天、内关、太冲；全头痛加百会、头维、天柱、合谷、外关、内庭、足临泣。毫针刺用泻法，不留针，每日1次。10天为1个疗程。

3. 取大椎、列缺、太阳、印堂、合谷、外关、风池穴放血。用三棱针点刺，每日1次。

4. 取太阳、风池、百会、印堂、天柱、外关、颈1~5夹脊穴艾灸。用三角艾炷灸，每穴3~5壮，每日1次。

虚弱了吗？这样不但治不好病，反而会使病情加重。于是，他立即改变治疗方法，给病人重新开方抓药，结果病人的病情很快便好转了。

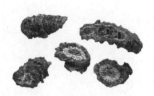

羌活

风热头痛 ▶▶▶▶▶

● 症状

头胀痛，头痛如裂，发热恶风，面红目赤，口渴喜饮，大便干，尿黄，舌质红，苔黄，脉浮数。

● 治法

疏散风热，通络止痛。

● 验方验穴

1. 连翘10克，栀子9克，川芎10克，羌活10克，防风10克，薄荷12克。水煎服，每日1剂，分2次服。

2. 取风池、太阳、合谷、列缺穴针刺。毫针刺，用泻法，每日1次，10天为1个疗程。

3. 取太阳、风池、百会、印堂、天柱、外关、曲池、大椎穴艾灸。用三角艾炷灸，每穴3～5壮，每日1次。

4. 鲜薄荷揉软后，贴在太阳穴。

暑湿头痛 ▶▶▶▶▶

● 症状

夏季发热，头痛且胀，肢体酸痛，身热少汗，心烦胸闷，口渴，舌红，苔黄腻稍厚，脉濡。

● 治法

清暑化湿，通络止痛。

● 验方验穴

1. 香薷10克，扁豆花15克，薏苡仁10克，川芎10克，茯苓10克，蔓荆子10克。每日1剂，分2次服。

2. 取胸10～12夹脊、丰隆、中脘穴。毫针刺中脘，用补法，丰隆用泻法，每日1次。

3. 取太阳、风池、百会、丰隆、曲池、大椎穴艾灸。用三角艾炷灸，每穴3～5壮，每日1次。

痰浊头痛 ▶▶▶▶▶

● 症状

头痛昏蒙，自觉脑袋重坠，胸脘痞满，纳呆呕恶，眩晕，倦怠无力，四肢沉重，嗜睡，舌质淡红，苔白腻，脉弦滑。

● 治法

燥湿化痰止痛。

● 验方验穴

1. 天麻30克，白术15克，法半夏6克，白芷6克，全虫6克，薏苡仁20克，僵蚕10克。每日1剂，分2次服。

2. 取百会、中脘、丰隆、印堂、阴陵泉穴。毫针刺百会、印堂，平补平泻；针刺中脘、阴陵泉，用补法；针刺丰隆，用泻法。每日1次，10天为1个疗程。

3. 艾叶、竹茹、僵蚕各等份，制成艾绒。选百会、丰隆、隐白、足三里穴麦粒灸，每穴3～5壮，每日1次，10天为1个疗程。

瘀血头痛 ▶▶▶▶▶

● 症状

头痛经久不愈，痛处固定不移，痛如锥刺，或有头部外伤史，舌质紫暗或有瘀斑点，苔薄白，脉弦涩。

● 治法

活血化瘀，通络止痛。

● 验方验穴

1. 五灵脂、蒲黄、全虫、天麻、羌活、丹参各10克，甘草3克，研为细末，1次服3克，每日2次。

2. 取阿是穴、内关、三阴交、血海。毫针刺阿是穴、内关、血海，用泻法，给予强刺激；针刺三阴交，用补法。每日1次，10天为1个疗程。

3. 艾叶、地龙各等份，制成艾条。选胸4~7夹脊、太阳、风池、百会、印堂、外关、血海、三阴交穴麦粒灸，每穴3~7壮。每日1次，10天为1个疗程。

血虚头痛 ▶▶▶▶▶

● **症状**

头脑空痛，头晕目眩，面色苍白，心悸，失眠，健忘，舌淡苔白，脉细无力。

● **治法**

养血补脑。

● **验方验穴**

1. 荆芥穗20克，当归15克，白芍6克，川芎10克，熟地黄12克。水煎服，每日1剂，分2次服。

2. 选中脘、气海、关元、血海、足三里穴针刺。毫针刺太溪、百会，用补法。每日1次，10天为1个疗程。

3. 艾叶、僵蚕、蕲蛇各等份，制成艾条。选印堂、中脘、百会穴艾灸。每日1次，10天为1个疗程。

4. 天麻12克，龙眼肉20克，枸杞子12克。做成粥，每日1次。

★ 治验实录 ★

病例：有一个产妇，因剖腹时受凉，产后出现头痛，遇到凉风后头痛加重，3年时间多方治疗无效。头痛时感到头脑空痛，头晕目眩，面色苍白，心悸，失眠，健忘，舌淡，苔白，脉细无力。

辨证：产后血虚兼伤风。

治法：养血祛风止痛。

处方：荆芥穗20克，当归15克，白芍6克，川芎10克，熟地黄12克。水煎服，每日1剂，分2次服。配艾叶、僵蚕、干姜各等份，制成艾条，灸印堂、中脘、太阳穴。每日1次，10天为1个疗程。鸽子1只，食盐少许，葱姜少许，炖汤1000毫升，每天服2次，每次服200毫升。黑豆10克，红枣3枚，鲜姜3片，红皮鸡蛋1个，早上前3味与鸡蛋一起煮，连服10天，治疗1个月后病愈。

咳嗽

咳嗽是指肺失宣降，肺气上逆作声，咳吐痰液而言。有声有痰为咳嗽，有声无痰为咳逆。咳嗽是呼吸系统疾患的主要症状之一。

杏仁 ▶▶

　　金秋八月的一天，葛洪正在药店炒杏仁，几个汉子用门板抬着一个书生前来求医。他咳嗽、发烧，葛洪一边为书生细细切脉，一边视书生的神、色、态之反应变化，问其症状的产生和发展经过。他回望了一下刚刚翻炒的杏仁，不禁眉头一皱，计上心来，拿笔开了杏仁加庐山云雾茶的药方，单独交于老妇人，轻声嘱咐道："将杏仁和云雾茶用开水泡成杏茶汤，病人饮后必见效。再往令郎中便桶中置入杏仁10克，把杏仁尖去掉，喝完汤药之后，咳嗽痊愈。"

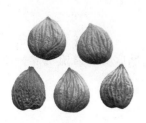

杏仁

风寒犯肺型 ▶▶▶▶▶

● **症状**

　　咳嗽声重，咽痒、咽痛，咳痰清稀色白，伴有鼻流清涕，头痛，恶寒，四肢酸痛，舌苔白，脉浮紧。

● **治法**

　　疏风散寒，宣肺止咳。

● **验方验穴**

　　1. 生姜3片，葱根3棵，藕50克，桔梗10克，款冬花30克。水煎服，每日1剂，分2次服。

　　2. 冬果梨1个（挖去梨核），川贝母1粒，花椒1粒，煮熟吃，每日1次。

　　3. 取尺泽、肺俞、少商、列缺、太渊穴。毫针刺肺俞，用补法，余穴用泻法，留针30分钟，每日1次。

　　4. 取大椎、肺俞穴拔火罐，每日1次。

风热犯肺型 ▶▶▶▶▶

● **症状**

　　咳嗽频剧，咽燥、咽痛，痰黏，咳之不出或痰中带血，伴有鼻流黄涕，身热无汗，口渴，头痛，四肢酸痛，舌苔薄黄，脉浮数。

● **治法**

疏风清热，宣肺化痰。

● **验方验穴**

1. 桑叶20克，黄芩10克，沙参15克，贝母10克，栀子12克，杏仁10克。水煎服，每日1剂。

2. 取尺泽、曲池、足三里、支沟、少商、太渊穴。毫针刺足三里、太渊，用补法，余穴用泻法，留针20分钟，每日1次。

3. 取大椎、少商、尺泽穴，刺络放血后拔火罐，每日1次。

痰热郁肺型 ▶▶▶▶

● **症状**

咳嗽气息，喉中有痰声，痰多，咳之不爽，胸胁胀满，面赤，鼻流黄涕，身热无汗，口渴，头痛，舌苔黄腻，脉滑数。

● **治法**

清肺化湿肃肺。

● **验方验穴**

1. 炙桑白皮12克，地骨皮12克，杏仁15克，桔梗12克，贝母6克，沙参12克，麦冬15克，薄荷12克。水煎服，每日1剂，分2次服。

2. 取尺泽、曲池、丰隆、少商、缺盆、大钟穴。毫针刺，用泻法，留针30分钟，每日1次。

3. 隔姜灸丰隆穴，隔蒜灸尺泽穴。每次3～7壮，每日1次，10天为1个疗程。

肝火犯肺型 ▶▶▶▶

● **症状**

上气咳逆阵作，咳时面赤，口苦咽干，痰黏，咳之难出，胸胁胀痛，鼻流黄涕，口渴，头痛，舌苔薄黄，脉弦数。

● **治法**

清肺平肝，顺气降火。

● **验方验穴**

1. 麦冬20克，半夏12克，川楝子12克，黄芩12克，枳实6克，大黄6克，沙参10克，瓜蒌12克，川贝母12克。水煎服，每日1剂，分2次服。

2. 莲藕500克，蜂蜜10克。水煮熟后食用，每日1次。

3. 取肝俞、尺泽、天突、曲泽、鱼际、支沟、列缺、太渊穴。毫针刺鱼际、太渊，用补法，余穴用泻法，留针30分钟，每日1次。

肺阴亏耗型 ▶▶▶▶

● **症状**

干咳，咳声短促，口干咽燥，午后潮热，盗汗，痰少黏白，痰中带血，口渴，舌苔红绛，脉细数。

● **治法**

滋阴润肺，止咳化痰。

● **验方验穴**

1. 阿胶6克（冲服），知母12克，麦冬12克，百合30克，地骨皮6克，桑白皮10克。水煎服，每日1剂，分2次服。

2. 取肺俞、尺泽、鱼际、列缺、太渊穴。毫针刺肺俞、鱼际、太渊，用补法，余穴用泻法。

★ **治验实录** ★

案例一

病例：有一位患者，夏天时出了一身汗，开空调降温，第二天出现阵发咳嗽，喉中发痒，吐少量白黏痰，反复发作。半年来在当地医院住院3次，做过CT、核磁共振，示"肺纹理增粗"，血项正常。使用过抗生素，输过大量液体，服用多剂中药，其效甚微，遂来就诊。现症：阵发咳嗽，喉中发痒，吐少量白黏痰，反复发作，夜间甚，苔白，脉浮缓。

辨证：寒邪客肺。

治法：疏风散寒，宣肺止咳。

处方：麻黄6克，生姜3片，葱根3棵，川贝母6克，杏仁6克，白胡椒6粒，梨皮30克。水煎服，服完后盖被子发汗，取列缺、肺俞、鱼际、云门等穴三角灸，每穴3壮，每日1次。治疗1周后，病情好转。为巩固治疗，在上方的基础上去麻黄，加款冬花10克。治疗5天后病愈。为防复发，经常用丝瓜做汤喝，冬果梨1个，川贝母1粒，蒸熟后吃。方法：将梨挖掉种子，把川贝母放到挖

预防咳嗽的方法

冬病夏治法：白芥子7克，细辛7克，甘遂10克，延胡索10克，肉桂7克，将上药研成细末，在初伏、中伏、末伏时，贴颈百劳、肺俞、膈俞、膏肓，哮喘时加肾俞。用鲜姜汁调和成药饼，用通气胶布贴到穴位上，一般贴4～6小时。

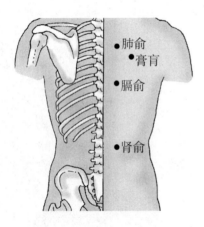

肺俞
膏肓
膈俞
肾俞

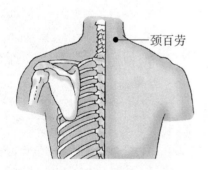

颈百劳

掉种子的地方，用线扎起来放到锅里蒸，每天吃1个。半年后随访无复发。

案例二

病例：兰州大学一位教授，反复咳嗽4个月，甚至不能讲课，经多方治疗无效。做过CT、核磁共振，示"正常"，但本人精神负担很重。现症：痰多，色黄，咳嗽喘息，喉中有痰声，咳之不爽，胸胁胀满，面赤，遇见凉风就咳嗽，喘不上气来，舌质红，苔黄腻，脉滑数。

辨证：痰热壅肺。

治法：清肺化痰止咳。

处方：炙桑白皮15克，地骨皮12克，黄芩12克，枳实12克，贝母15克，桔梗20克，瓜蒌15克。水煎服，每日1剂。配合针灸，取肺俞、脾俞、列缺、足三里、天枢、丰隆穴。针刺肺俞、脾俞、足三里，用补法，余穴用泻法，留针30分钟，每日1次，10天为1个疗程。治疗10天后，病情好转，在上方的基础上去桑白皮、黄芩，加白术20克，去列缺穴，加太渊穴。治疗25天后病愈。

心 悸

心悸是指病人自觉心中悸动，惊悸不安，甚则不能自主的一种病症。心悸时心率加快，也会出现心律失常，每遇情志波动或劳累过度而发作。与失眠、健忘、眩晕、耳鸣等症同时并见。本病属于中医"心悸""怔忡"的范畴。

选用的中药故事

知母 ▶▶▶

有一位老人沿街乞讨，这年冬天，她蹒跚地来到一个偏远山村，因身心憔悴，摔倒在一户人家门外。这家主人是个年轻樵夫，他把老人搀进屋里，让妻子做了饭菜端上来，并对老人说："这大冷的天，就在这儿住下吧！"第二年春暖花开，老人说："我想走了。"樵夫急了："您老没有儿女，您就是我们的妈妈，咱们就凑成一家子过日子吧。"老人落泪了。到了夏天，她突然对樵夫说："孩子，你背我到山上看看吧。"樵夫背着老人上山，当他们来到一片野草丛生的山坡时，老人下地，坐在一块石头上，指着一丛线形叶子、开有白中带紫条纹状花朵的野草说："把它的根挖出来，这是一种药草，用途可大

心虚胆怯型 ▶▶▶▶▶

● **症状**

心悸不宁，善惊易恐，坐卧不安，少寐多梦而易惊醒，食少纳呆，恶闻声响，苔薄白，脉细略数或细弦。

● **治法**

镇惊定志，养心安神。

● **验方验穴**

1. 西洋参9克，煅龙骨30克，酸枣仁10克，远志6克，茯苓12克，五味子10克。水煎服，每日1剂。

2. 取内关、神门、胆俞、心俞、足三里穴针刺，平补平泻，每日1次。

3. 耳穴疗法：取心、脑、神门、胆、小肠穴，每次取2~3穴，每日或隔日1次，用王不留行籽压贴。

心脾两虚型 ▶▶▶▶▶

● **症状**

心悸气短，头晕目眩，少寐多梦，健忘，面色无华，神疲乏力，纳呆食少，腹胀便溏，舌淡红，脉细弱。

● **治法**

补血养心，益气安神。

啦。孩子，妈妈是想找个老实厚道的人传他认药，害怕居心不良的人拿这本事去发财，去坑害百姓！你懂得妈妈的心思，这种药还没有名字，你就叫它'知母'吧。"

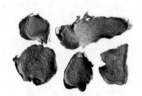

知母

● **验方验穴**

1. 党参9克，白术20克，龙眼肉9克，当归9克，木香6克，黄芪12克，远志6克，酸枣仁15克，炙甘草6克。水煎服，每日1剂。

2. 取郄门、厥阴俞、巨阙、脾俞、足三里穴针刺，平补平泻，每日1次。

3. 耳穴疗法：取心、脑、交感、神门、脾穴，每次取2～3穴，每日或隔日1次，用王不留行籽压贴。

阴虚火旺型 ▶▶▶▶▶

● **症状**

心悸易惊，心烦失眠，五心烦热，口干，盗汗，伴有耳鸣，腰酸，头晕目眩，舌红少津，苔薄黄或少苔，脉细数。

● **治法**

滋阴清火，养心安神。

● **验方验穴**

1. 知母6克，黄柏9克，阿胶10克（烊化），芍药20克，珍珠母20克，合欢皮20克，甘草6克。水煎服，每日1剂。

2. 取郄门、厥阴俞、巨阙、脾俞、肾俞、太溪穴针刺，平补平泻，每日1次。

3. 耳穴疗法：取心、脑、交感、神门、肾穴，每次取2～3穴，每日或隔日1次，用王不留行籽压贴。

水饮凌心型 ▶▶▶▶▶

● **症状**

心悸，胸闷痞满，渴不欲饮，下肢浮肿，形寒肢冷，伴有眩晕，恶心呕吐，流涎，小便短少，舌淡苔白，脉滑或沉细而滑。

● **治法**

振奋心阳，化气利水。

● **验方验穴**

1. 茯苓30克，附子6克，泽泻9克，杏仁9克，桔梗10克，大腹皮12克，葶苈子10克，白术30克，大枣3枚，炙甘草6克。水煎服，每日1剂。

2. 取内关、厥阴俞、巨阙、脾俞、膻中、膏肓、水分、气海穴针刺，平补平泻，每日1次。

3. 耳穴疗法：取心、脑、交感、神门、心、脾、肾穴，每次取2～3穴，每日或隔日1次，用王不留行籽压贴。

心阳不振型 ▶▶▶▶▶

● **症状**

心悸不安，胸闷气短，动则尤甚，面色苍白，形寒肢冷，舌淡苔白，脉虚弱或沉细无力。

● **治法**

温补心阳，安神定悸。

● **验方验穴**

1. 人参6克，黄芪9克，附子3克（先煎1小时），丹参9克，生姜3片，黄芩12克。水煎服，每日1剂。

2. 取气海、百会、神门、心俞、肾俞、照海穴针刺，每次取2～3穴，根据病机选用补泻手法，每日1次。

3. 取百会、神阙、气海、足三里、心俞穴，每次取2～3穴，用艾条灸，每日1次。

心血瘀阻型 ▶▶▶▶▶

● **症状**

心悸，胸闷不适，心痛时作，痛如针刺，唇甲青紫，舌质紫暗或有瘀斑，脉涩或结或代。

● **治法**

活血化瘀，理气通络。

● **验方验穴**

1. 桂枝6克，麦冬30克，天冬20克，人参9克，阿胶12克，生地黄30克，丹参10克，三七粉6克。水煎服，每日1剂。

2. 取神门、内关、心俞、巨阙、膈俞、阳陵泉、三阴交、足三里、太溪穴针刺，每次取2～3穴，根据病机选用补泻手法，每日1次。

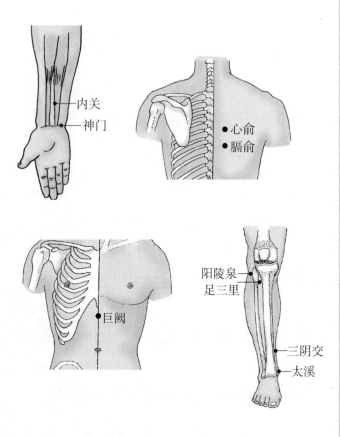

内关
神门

心俞
膈俞

阳陵泉
足三里

巨阙

三阴交
太溪

3. 耳针疗法：取交感、神门、心、脾、肝穴毫针刺，轻刺激。亦可用揿针埋藏或用王不留行籽贴压。

★ 治验实录 ★

病例：王某，女，49岁，干部。患者12年前，患有踝关节肿胀疼痛及发热病史。近1年来经常在疲劳后出现心慌，休息后能好转。医院诊断为风湿性心脏病，近期出现畏寒怕冷，胃纳欠佳，多食易腹胀，神疲乏力，耳鸣腰酸。近1周来，发现小便量少，下肢浮肿，起床后突觉心慌，胸闷，气喘，艰于平卧，休息后不能缓解。现症：面色苍白，肌肤潮湿，口唇紫绀，苔薄白，脉细弱，脉律不齐。心电图示心率每分钟94次，房颤律。

辨证：脾肾两虚，寒饮凌心，血脉瘀阻。

治法：温阳化水，活血通络。

处方：制附片9克，茯苓皮12克，白术9克，五味子12克，薤白12克，巴戟天12克，全蝎9克，三七9克，蒲黄12克，姜皮20克。配百会、神阙、气海、足三里、心俞、肾俞、太溪穴，每次取2～3穴，用三角灸灸，每日1次。治疗1个月后病情好转，在上方的基础上加仙鹤草30克，豨莶草12克，丹参15克，甘草6克，以巩固疗效。

呕吐

呕吐是一种症状，由于胃失和降、气逆于上所引起的病症。所以，有损于胃的病变皆可引发呕吐。

干姜 ▶▶▶

相传，清代名医吴鞠通有一天在路边看见一村妇，她面色苍白，昏倒在地。一旁的丈夫急得捶胸顿足。吴鞠通上前问其夫，得知这村妇连日来呕吐、泄泻，今晨突然昏厥。经切诊，村妇四肢厥冷如冰，脉微细欲绝。吴鞠通诊其脉，望其舌，诊断为寒湿泄泻导致的虚脱，因日晒而晕厥。吴鞠通当时未带药和针，嘱其夫将村妇移到阴凉之处，急切之间，想起身上有一块"干姜"，令其夫煎好后给村妇喝，村妇服过药后，很快慢慢睁开双眼，四肢逐渐恢复知觉，已能双手支撑坐起，围观者无不叫绝。原来，吴鞠通身上的这块姜，是一大块老姜加工成的干姜。

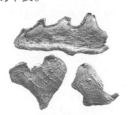

干姜

外邪犯胃型 ▶▶▶▶▶

● 症状

突然呕吐，发热恶寒，头身疼痛，胸脘满闷，苔白腻，脉濡缓。

● 治法

疏邪解表，芳香化湿。

● 验方验穴

1. 藿香30克，厚朴12克，白芷12克，炙甘草6克，半夏12克，桔梗6克，紫苏30克，茯苓15克，吴茱萸6克。水煎服，每日1剂。

2. 取中脘、胃俞、足三里、外关、合谷穴针刺，平补平泻，每日1次。

3. 取合谷、大椎、曲池、颈5~7夹脊穴，常规消毒后，用三棱针挑刺，即可将皮肉之间的"白色纤维"状物挑断，然后拔火罐，每周1次。

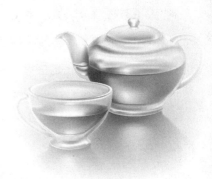

饮食停滞型 ▶▶▶▶▶

● **症状**

呕吐酸腐，发热恶寒，头身疼痛，脘腹满闷，嗳气厌食，大便秽臭或溏，苔厚腻，脉滑。

● **治法**

消食化积，和胃降逆。

● **验方验穴**

1. 苍术12克，厚朴12克，葛根12克，甘草6克，黄芩12克，生山楂30克，神曲6克，麦芽15克，砂仁30克，槟榔6克，半夏30克。水煎服，每日1剂。

2. 取中脘、下脘、足三里、璇玑、颈5～7夹脊穴针刺，平补平泻，每日1次。

3. 取中脘、璇玑、胸9～12夹脊穴，常规消毒后，用三棱针挑刺，即可将皮肉之间的"白色纤维"状物挑断，然后拔火罐，每周1次。

痰饮内阻型 ▶▶▶▶▶

● **症状**

呕吐清水痰涎，脘闷不食，头晕心悸，发热恶寒，头身疼痛，脘腹满闷，嗳气厌食，大便秽臭或溏，苔白腻，脉滑。

● **治法**

温化痰饮，和胃降逆。

● **验方验穴**

1. 半夏12克，生姜9克，茯苓12克，黄连12克，葛根12克，白术30克，干姜12克，大枣3枚，甘草6克。水煎服，每日1剂。

2. 取中脘、丰隆、足三里、颈5～7夹脊穴针刺，平补平泻，每日1次。

3. 取丰隆、足三里、胸9～12夹脊穴，常规消毒后，用三棱针挑刺，即可将皮肉之间的"白色纤维"状物挑断，然后拔火罐，每周1次。

肝气犯胃型 ▶▶▶▶▶

● **症状**

呕吐吞酸，嗳气频繁，脘闷不食，头晕心悸，发热恶寒，头身疼痛，胸胁闷痛，舌边红，苔厚腻，脉滑。

● **治法**

疏肝和胃，降逆止吐。

● **验方验穴**

1. 黄连12克，黄芩6克，厚朴12克，紫苏15克，半夏9克，干姜12克，大枣3枚，茯苓20克，砂仁6克。水煎服，每日1剂。

2. 取上脘、内关、太冲、阳陵泉、颈5～7夹脊穴针刺，平补平泻，每日1次。

3. 取内关、太冲、胸9～12夹脊穴，常规消毒后，用三棱针挑刺，即可将皮肉之间的"白色纤维"状物挑断，然后拔火罐，每周1次。

脾胃虚弱型 ▶▶▶▶▶

● **症状**

饮食稍有不慎则易呕吐，时作时止，倦怠无力，口干而不欲饮，四肢发凉，大便溏，舌质淡，苔白，脉濡弱。

● **治法**

温中健脾，和胃降逆。

● **验方验穴**

1. 附子6克，白术30克，干姜9克，人参9克，砂仁9克，半夏6克，生姜3片，甘草6克。水煎服，每日1剂。

2. 取上脘、气海、足三里、颈5～7夹脊穴针刺，用补法，每日1次。

3. 取胃俞、神阙、胸9～12夹脊穴，隔姜灸，隔日1次。

胃阴不足型 ▶▶▶▶▶

● 症状

呕吐反复发作，时作干呕，倦怠无力，似饥而不欲食，舌红少苔，脉细数。

● 治法

滋阴养胃，降逆止呕。

● 验方验穴

1. 沙参9克，麦冬30克，当归9克，竹茹9克，半夏12克，生姜3片，甘草6克。水煎服，每日1剂。

2. 取上脘、内庭、足三里、颈5～7夹脊穴针刺，用补法，每日1次。

3. 取胃俞、内庭、三阴交、胸9～12夹脊穴，常规消毒后，用三棱针挑刺，即可将皮肉之间的"白色纤维"状物挑断，然后拔火罐，每周1次。

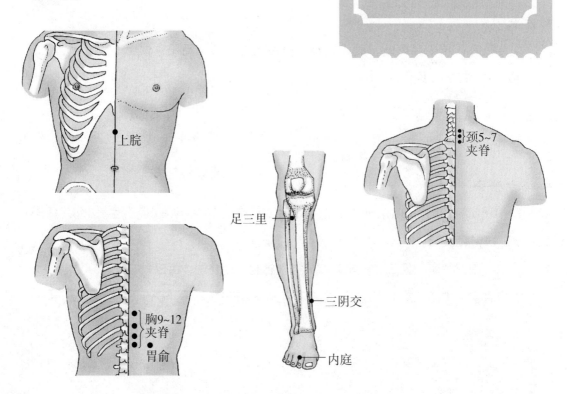

上脘

足三里

三阴交

内庭

胸9～12夹脊

胃俞

颈5～7夹脊

膈肌痉挛

膈肌痉挛，指多种原因导致各级运动神经受刺激，引起气逆上冲，喉间作响，呃逆不止，难以自制。

柿蒂 ▶▶▶

很久以前有一个老头，妻子死得很早，他一手带着两个未成年的儿子，既当爹又当妈，盼望着儿子早日娶媳妇。谁知道两个儿子不孝，都不养他，把他气得胸痛、胸闷，经常打嗝，严重时彻夜难眠，大儿媳妇怕影响自己休息，把老人送到小儿子家去。时间一长，小儿子又把老人送到大儿子门前。老人气得想自杀，他走到一个深山沟，里面有很多的柿子树，他正要跳山崖时，来了一个白发老道，说："你不要自杀，我这里有很多鲜果，你每天吃几个鲜果，连果蒂都要吃，你的病很快就好了。"吃了几天后，老人不打嗝了，身体也好了。从此，柿蒂治疗打嗝流传至今。

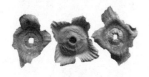

柿蒂

胃中寒冷型 ▶▶▶▶▶

● 症状

呃声沉缓有力，胸膈及胃脘不舒，得热则减，遇寒则甚，进食减少，口淡不渴，舌苔白，脉迟缓。

● 治法

温中散寒，降逆止呃。

● 验方验穴

1. 柿蒂9克，丁香6克，吴茱萸6克，高良姜12克，桂枝6克，甘草6克。水煎服，每日1剂。

2. 取中脘、膈俞、足三里、颈2～4夹脊穴针刺，用泻法，膈俞、中脘穴加拔火罐。

3. 取隐白、胃俞、膈俞、足三里穴，隔姜灸，每日1次。

胃火上逆型 ▶▶▶▶▶

● 症状

呃声洪亮，冲逆而出，口臭烦渴，多喜饮冷，大便秘结，小便短赤，苔黄，脉滑数。

● 治法

清热降逆，和胃止呃。

● **验方验穴**

1. 竹叶12克，生石膏30克，沙参9克，麦冬9克，半夏9克，橘叶30克，甘草6克。水煎服，每日1剂。

2. 取膈俞、胃俞、天枢、支沟、厉兑穴针刺，用泻法，留针20～30分钟，每日1次。

3. 取天枢、膈俞、厉兑、内关穴，隔蒜灸，每日1次。

肝气郁结型 ▶▶▶▶▶

● **症状**

呃逆连声，常因情志不畅而诱发或加重，胸闷，脘腹胀满，纳减，嗳气，肠鸣矢气，苔薄黄，脉弦。

● **治法**

顺气解郁，降逆止呃。

● **验方验穴**

1. 甘草12克，黄连6克，半夏9克，干姜9克，黄芩6克，槟榔9克，丁香9克。水煎服，每日1剂。

2. 取膈俞、膻中、内关、外关、足三里穴针刺，用泻法，留针20～30分钟，每日1次。

3. 取少商、内关、攒竹穴，用手指甲按压至有明显酸痛感，每穴持续按压30～60秒。同时用手揉内关穴，有止呃的作用。

脾胃阳虚型 ▶▶▶▶▶

● **症状**

呃声低长无力，气不得续，面色㿠白，手足不温，食少乏力，大便溏薄，舌质淡，苔薄白，脉细弱。

● **治法**

温补脾胃，和中降逆。

● **验方验穴**

1. 人参9克，附子6克（先煎1小时），丁香6克，干姜3克，甘草6克。水煎服，每日1剂。

2. 取膈俞、脾俞、胃俞、中脘、足三里穴针刺，用补法，留针20～30分钟。起针后再拔火罐，每日1次。

3. 取内关、足三里穴隔姜灸，每日1次，再灸中脘穴15分钟。

4. 吴茱萸1份，研细末，用姜汁调成饼状，贴敷于神阙、涌泉穴，每日1次。

便秘

便秘，指大便秘结不通，排便时间延长，或欲大便而艰涩不畅。患者常有头晕、乏力、食欲不佳、腹胀等症。

选用的中药故事

升麻 ▸▸▸

从前，有一户姓赵的人家，有个女儿叫青梅，不料青梅的母亲患了便秘，每次大便后肛门都出血，没几天竟卧床不起，面色苍白。请来郎中治疗，屡治无效，钱也花光了。

一天，青梅为了给母亲治病，贴出了治病招亲的告示。有一个贫穷的青年，以采药为生。他曾梦见一位老神仙对他说：

热秘

● **症状**

大便干结，小便赤，面红身热，腹痛腹胀，口干口臭，舌红，苔黄或燥，脉滑数。

● **治法**

清热润肠。

● **验方验穴**

1. 大黄6克，麻仁12克，白芍20克，杏仁9克，甘草6克，枳实6克，厚朴9克。水煎服，每日1剂。

2. 取大肠俞、天枢、支沟、上巨虚、合谷、曲池穴针刺，用泻法，每日1次。

"快上山挖仙药，能成就好姻缘。"第二天，他就听说了青梅家治病招亲的事儿。于是，他立刻背上药篓去找"竹马"。终于，他在一片野草下发现了传说中的棕黑色的"竹马"，急忙挖出来，给青梅家送去。青梅的母亲喝了几天用"竹马"熬的药后，病渐渐地好了起来。

最后，青梅和那位青年成了亲，一家人恩恩爱爱，过着幸福的生活。人们由此知道了"竹马"的功效，之后便传成了"升麻"。

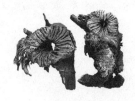

升麻

3. 取天枢、中脘、石门穴按摩，用手掌顺时针按摩以上穴位，轻柔按摩20分钟，每日1次。

气 秘

● **症状**

大便秘结，欲便不得，嗳气频繁，胸胁胀满，腹胀纳差，舌苔白腻，脉弦。

● **治法**

顺气行滞。

● **验方验穴**

1. 枳实9克，白术30克。水煎服，每日1剂。

2. 萝卜半斤，莱菔子30克（微炒）。水煎萝卜20分钟，冲服莱菔子（细末），每日1剂。

3. 取大肠俞、天枢、阳陵泉、行间穴针刺，用泻法，每日1次。

4. 取大横、下巨虚、太冲穴。将拇指充分弯曲，置于下巨虚、太冲穴处按压10秒钟，再用手掌在大横穴处按揉10分钟。

虚 秘

气虚型 ▶▶▶▶▶

● **症状**

虽有便意，欲便不得，临厕努争，乏力，汗出气短，大便不干硬，舌质淡，苔薄，脉沉。

● **治法**

益气润肠。

● **验方验穴**

1. 朱砂3分（冲服），芦荟30克。水煎服，每日1剂。

2. 取足三里、关元、腰1～4夹脊穴针刺，用补法，每日1次。

3. 取气海、足三里、关元穴隔姜灸，每穴3～5壮，每日1次。

血虚型 ▶▶▶▶▶

● **症状**

大便秘结，面色无华，头晕目眩，心悸，舌质淡，苔薄，脉细涩。

● **治法**

养血润燥。

● **验方验穴**

1. 肉苁蓉30克，麻仁30克，郁李仁10克，杏仁6克，松子仁30克，胡桃仁30克。将上药研细末，用白蜂蜜调成糊状，每天早上喝一小杯。

2. 取三阴交、足三里、关元、腰1～4夹脊穴针刺，用补法，每日1次。

3. 取三阴交、气海、足三里、关元穴隔姜灸，每穴3～5壮，每日1次。

★ 治验实录 ★

病例：郑某，男，65岁。患者因1年前动过胆囊手术，术后逐渐出现大便秘结，经常用开塞露，西医诊断为"老年性便秘"，遂来就诊。

现症：虽有便意，欲便不得，临厕努争，乏力，汗出气短，大便不干硬，3～5天1次。舌质淡，苔薄，脉沉。

辨证：气虚便秘。

治法：益气润肠。

处方：黄芪30克，当归9克，肉苁蓉15克，党参15克，白术20克，麻仁30克，升麻6克。水煎服，每日1剂。配合气海、三阴交、足三里、关元穴隔姜灸，每穴3～5壮，每日1次。治疗10天后，大便2天1次，出汗减少。在上方的基础上去白术、升麻，加黑芝麻20克，麻仁15克，胡桃仁30克，将上药研细末，用白蜂蜜调成糊状，每天早上喝一小杯，3个月后大便正常。

冷　秘

● **症状**

　　大便艰涩，排出困难，小便清长，四肢不温，腹中冷痛，舌质淡，苔白，脉沉迟。

● **治法**

　　温阳通便。

● **验方验穴**

　　1. 肉苁蓉15克，牛膝9克，胡桃仁30克，升麻6克，肉桂3克。水煎服，每日1剂。

　　2. 取百会、足三里、关元、腰1～4夹脊穴针刺，用补法，每日1次。

　　3. 取气海、神阙、关元穴隔姜灸，每穴3～5壮，每日1次。

便血

凡是血液从肛门排出体外的，无论是便前下血还是便后下血，或单纯下血，或与粪便混杂而下血，均称为便血。

选用的中药故事

附子 ▸▸▸

　　淳于衍是汉朝有名的女侍医。据说，在汉武帝时期，有个侍卫，名叫许广汉，在掖庭里结识了刘询，并把女儿许平君嫁给了当时落魄的刘询。后来，汉昭帝死了，刘询竟

肠道湿热型 ▸▸▸▸▸

● **症状**

　　便血鲜红，大便不畅，或腹痛便稀，口苦，苔黄腻，脉濡数。

● **治法**

　　清热化湿，凉血止血。

然成了皇位的继承人。自从许广汉的女儿被册封为皇后之后，引起朝廷权臣霍光夫人的嫉恨。恰好此时，淳于衍被选入宫中任女御医，专门侍奉有身孕的许皇后。霍夫人说："你在给她喂药时，往药里下些毒，许皇后一死，我女儿就能当上皇后了，往后肯定让你享尽荣华富贵。"淳于衍将附子捣成碎末，带进宫中，在给许皇后喂药的时候，偷偷把附子粉掺入汤药里，让许皇后喝了下去。许皇后喝了之后，感觉头部又胀又痛，不久，许皇后便中毒身亡了。霍光的女儿顺利当上了皇后，淳于衍也得到了很多赏赐，过着荣华富贵的生活。但是好景不长，霍家在一次宫廷政变中被诛灭九族，淳于衍阴谋毒害许皇后的事情也就此暴露，落得被杀头的厄运。

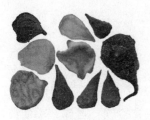

附子

● **验方验穴**

1. 黄连10克，黄柏9克，白芍9克，马齿苋30克，藕节15克，甘草6克。每日1剂，前两煎混合后分2次口服。

2. 取膈俞、大肠俞、天枢、曲池、上巨虚、承山、合谷、长强穴针刺，用泻法，每日1次。

3. 在腰1~5椎旁开1~1.5寸范围内寻找痔点（红色丘疹，1个或数个不等），常规消毒后，用三棱针逐一挑破，并挤出血或挑断白色纤维，每周1次。

脾胃虚寒型 ▶▶▶▶▶

● **症状**

面色少华，头晕目花，大便正常，肛门无痛，下血频频，血色不鲜，舌淡苔白，脉象沉细。

● **治法**

健脾温中，养血止血。

● **验方验穴**

1. 灶心土30克，白术12克，阿胶9克，地榆炭12克，附子6克（先煎1小时），甘草6克。每日1剂，前两煎混合后分2次口服。

2. 取脾俞、太白、足三里穴针刺，配穴为气海、百会。

3. 取长强、百会、承山、气海、脾俞、足三里穴针刺，长强穴沿尾骶骨内壁进针1~1.5寸，承山穴向上斜刺，余穴平补平泻，每日1次。

4. 取百会、关元俞、脾俞、大肠俞、承山穴隔姜灸，每日1次。

★ 治验实录 ★

病例：李某，女，47岁。腹泻，大便呈血水样。患者于1个月前无明显诱因出现腹痛腹泻，2日前加重。检查：大便呈血水样，每日排便2~3次，伴有里急后重，苔黄厚，脉弱。

辨证：大肠湿热。

治法：清热利湿，凉血止血。

处方：白头翁15克，黄连12克，黄芩15克，黄柏9克。每日1剂，前两煎混合后分2次口服。同时，在腰骶椎旁开1~1.5寸范围内寻找痔点（红色丘疹，1个或数个不等），常规消毒后，用三棱针逐一挑破，挑断白色纤维，每周1次。治疗3日后，便血量明显减少，大便质稀，每日2次。服药1周后病情好转，改服生山楂30克，炒山楂30克。治疗10天后病愈，随访1年未复发。

失眠

失眠，指睡眠时间和（或）质量不满足，临床表现主要为入睡时间超过30分钟，夜间觉醒次数超过2次，或凌晨早醒，做噩梦，总的睡眠时间少于6小时，次晨感到头昏，精神不振，嗜睡，乏力等。病程大于4周，小于3~6个月。长期或慢性失眠者，病程大于6个月。

选用的中药故事

灵芝 ▶▶▶

有一次，神农采药时，把一棵草放到嘴里一尝，突然感到天旋地转，全身发麻，不会说话了，一头栽倒在地。乡民们慌忙扶他坐起，他明白自己

肝胆郁热型 ▶▶▶▶▶

● **症状**

烦躁易怒，不寐，寐后做噩梦，易惊醒，性情急躁，两胁胀痛，不思饮食，口苦咽干，渴喜冷饮，目赤，小便黄赤，大便秘结，舌质红，苔黄，脉弦而数。

● **治法**

疏肝利胆，清脑安神。

中了毒，只好用最后一点力气，指着面前一棵红亮亮的灵芝草，又指指他自己的嘴巴，乡民们慌忙把那红灵芝放到嘴里嚼一嚼，喂到他的嘴里。神农吃了灵芝草，毒气解了，头不昏了，全身也不麻木了，会说话了，过了一会身体便恢复到原来的状态。从此，人们都说灵芝草能起死回生。

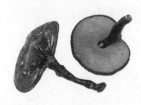

灵芝

● 验方验穴

1. 朱砂3分，黄连15克，郁金12克，当归6克，川楝子9克，生地黄12克。水煎服，每日1剂。

2. 取神门、内关、三阴交、肝俞、太冲穴针刺，四神聪透百会，用平补平泻法。隔日1次，10次为1个疗程，疗程间休息3～5日。

3. 耳穴疗法：取神门、缘中、皮质下、交感、垂前、心、内分泌、肝穴，用王不留行籽贴压。顽固性失眠者，可在神门、缘中的耳痛对应点用冰片贴压。

4. 取肝俞、胆俞、行间、胸4～7夹脊穴三角灸；取肝俞、胆俞、行间穴隔姜灸。

痰食内扰型 ▶▶▶▶

● 症状

不寐，头重，痰多，胸闷，脘腹胀满，恶食嗳气，吞酸恶心，心烦口苦，目眩，大便异臭，苔腻而黄，脉滑数。

● 治法

消食化痰，醒脑安神。

● 验方验穴

1. 胆南星10克，茯神10克，半夏12克，黄连12克，黄芩12克，槟榔10克，大黄6克，枳实12克，姜汁数滴。水煎服，每日1剂。

2. 取神门、内关、三阴交、脾俞、足三里、太冲穴针刺，四神聪透百会，用平补平泻法。隔日1次，10次为1个疗程，疗程间休息3～5日。

3. 取丰隆、足三里、胸4～7夹脊穴三角灸，每穴3～7壮，隔日1次。

心脾两虚型 ▶▶▶▶▶

● **症状**

　　不易入睡，多梦易醒，心悸健忘，头晕目眩，肢倦神疲，饮食无味，面色少华，舌质淡，苔薄白，脉细弱。

● **治法**

　　补益心脾，养血安神。

● **验方验穴**

　　1. 白术10克，党参10克，半夏30克，茯神10克，炒酸枣仁15克，灵芝10克，陈皮6克，甘草6克，生姜3片，大枣3枚。水煎，早、晚分服，每日1剂。

　　2. 取神门、内关、三阴交、心俞、脾俞穴针刺，四神聪透百会，用平补平泻法。隔日1次，10次为1个疗程，疗程间休息3～5日。

　　3. 取心俞、脾俞、神门、胸4～7夹脊穴隔姜灸，每穴3～7壮，隔日1次。

阴虚火旺型 ▶▶▶▶▶

● **症状**

　　心烦不寐，头晕，耳鸣，健忘，腰酸，手足心热，盗汗，口渴，咽干，舌质红，少苔，脉细数。

● **治法**

　　滋阴清心，养脑安神。

● **验方验穴**

　　1. 茯苓12克，知母9克，阿胶12克，黄柏9克，麦冬30克，酸枣仁30克。水煎，早、晚分服，每日1剂。

　　2. 取神门、内关、三阴交、心俞、内关、照海、涌泉、太溪穴针刺，四神聪透百会，用平补平泻法。隔日1次，10次为1个疗程，疗程间休息3～5日。

　　3. 取肝俞、行间、胸4～7夹脊穴隔蒜灸，每穴3～7壮，隔日1次。

心胆气虚型 ▶▶▶▶▶

● **症状**

多梦易醒，善惊易怒，胆怯心悸，气短倦怠，小便清长，舌淡，脉弦细。

● **治法**

益气镇惊，安神定志。

● **验方验穴**

1. 人参9克，茯苓12克，半夏9克，枳实9克，竹茹30克，酸枣仁10克，炙远志5克，牡蛎30克，龙齿30克。水煎取汁，早、晚分服，每日1剂。

2. 取神门、内关、三阴交、膈俞、心俞穴针刺，四神聪透百会，用平补平泻法。隔日1次，10次为1个疗程，疗程间休息3~5日。

3. 取心俞、胆俞、肝俞、阳陵泉、行间、胸4~7夹脊穴隔姜灸。

4. 足疗：吴茱萸6克，怀牛膝30克，当归12克，丹参15克，桑寄生20克。加水2500毫升，水煎后倒入木盆中，水温保持38℃为宜，泡脚30分钟。

★ 治验实录 ★

病例：王某，女，36岁，干部。患者1年前曾做过胆囊手术，思劳太过，胸闷，口苦，胃不思纳，恶心欲呕，气短乏力，夜不能眠，二便调，舌苔薄白，脉细数。

辨证：心肺阴虚，胃热上逆。

治法：补虚清热，降逆和胃。

处方：太子参20克，橘皮9克，竹茹9克，生甘草6克，炒白术20克，茯苓9克，生百合9克，苏叶9克，炒枣仁30克，丹参9克。水煎服。配合艾灸疗法，取丰隆、足三里、照海、太溪、脾俞、神门、胸4~7夹脊穴艾灸。二诊时，患者睡眠正常，未再呕恶，胃纳佳，精神好，唯感胸闷。按上方去竹茹，加炒山药9克，水煎服，病愈。后经随访，睡眠一直很好。

眩晕

眩晕，指前庭系统受累引起的空间定向感觉或平衡感觉障碍，感到周围物体或自身旋转、移动、摇晃或上下浮动的一种运动性错觉，具有天旋地转、平衡失调、站立不稳、指物偏向、倾倒、眼球震颤、恶心、呕吐等特点。

选用的中药故事

茯苓 ▶▶

从前有个员外，家里只有一个女儿，名叫小玲。员外雇了一个壮实的小伙子料理家务，叫小茯，后来与小玲成了亲。小玲得了风湿病，生活不能自理，小茯日夜照顾她，两人患难与共。有一天，小茯上山为小玲采药，忽见前面山崖下有只野兔，他用箭射中兔子的后腿，兔子带着伤跑了，小茯紧追不舍，兔子忽然不见了。他发现在一棵松树旁，一个球形的东西上插着他的那支箭。于是，小茯拔起箭头，发现在棕黑色球体表皮裂口处露出里面白色的东西。他把这种东西带回家，煎药给小玲吃。小玲服后，病情好多了。于是，小茯经常到山上挖这种药给小玲吃，小玲的风湿病也渐渐痊愈

风热眩晕型 ▶▶▶▶

● **症状**

头目眩晕，发热恶寒，咳嗽，咳痰色黄，面红目赤，咽痛口干，尿赤便秘，舌苔薄黄，脉数。

● **治法**

疏散风热，清利脑窍。

● **验方验穴**

1. 桑叶10克，菊花12克，杏仁10克，桔梗10克，牛膝30克，黄芩10克，生甘草6克。水煎服，每日1剂。

2. 取四神聪、神门、安眠、三阴交、曲池、内关穴针刺，用泻法，留针30分钟，每日1次。

3. 取太阳、曲池、内关、印堂穴，三棱针点刺放血，每日1次。

痰浊上逆型 ▶▶▶▶

● **症状**

眩晕，头胀闷而重，恶心欲呕，脘闷倦怠，食少多寐，苔白腻，脉濡滑。

● **治法**

健脾化痰，降逆和胃。

了。这种药是小玲和小茯第一次发现的，人们就把它称为"茯苓"。

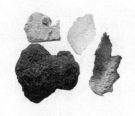

茯苓

● **验方验穴**

1. 法半夏10克，枳实12克，茯苓30克，玄明粉12克（冲服），大黄6克，牛膝30克，甘草6克，生姜9片。水煎服，每日1剂。

2. 取四神聪、神门、丰隆、三阴交、中脘、天枢、足三里穴针刺，用平补平泻法，隔日1次。

3. 取丰隆、足三里、颈3～7夹脊、胸4～12夹脊穴隔姜灸，每穴3～5壮，隔日1次。

肝肾阴虚型 ▶▶▶▶▶

● **症状**

眩晕，腰膝酸软，耳鸣或遗精，或头痛，颧红，咽干，体瘦，五心烦热，舌红少苔或无苔。

● **治法**

补肾益精养脑。

● **验方验穴**

1. 牛膝30克，龙骨30克，牡蛎30克，龟板12克，天冬12克，熟地黄30克，黄柏12克，甘草10克，巴戟天10克。水煎服，每日1剂。

2. 取四神聪、神门、安眠、三阴交、肝俞、太冲、太溪、绝骨穴针刺，用平补平泻法，隔日1次。

3. 取肾俞、绝骨、太溪、气海、颈3～7夹脊、胸4～12夹脊穴隔蒜灸，每穴3～5壮，隔日1次。

肾精亏损型 ▶▶▶▶▶

● **症状**

眩晕健忘，腰膝酸软，遗精，耳鸣，失眠多梦，畏寒肢冷，夜尿频，舌质淡，脉沉细。

● **治法**

阴虚者滋阴补肾；阳虚者补肾壮阳。

● **验方验穴**

1. 鹿角胶12克，龟板30克，枸杞子30克，人参9克。水煎服，每日1剂。

2. 取四神聪、神门、三阴交、肾俞、太溪穴针刺，用补法。隔日1次，每次留针30分钟。

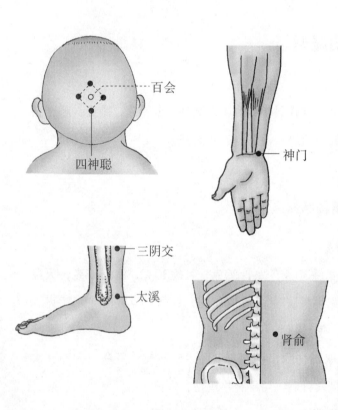

百会

四神聪

神门

三阴交

太溪

肾俞

★ **治验实录** ★

病例：杨某，男，59岁。患者头晕5个月，加重1个月。

诊见：头晕，以颈部活动时为著。自述有踩棉花感，晕时呕恶，伴左上肢经常麻木，面黄体胖，舌苔薄黄，脉弦涩。X线示颈4～6椎明显骨质增生。

辨证：气血瘀滞，经络不通。

治法：通调气血，疏通经络。

处方：取曲泽、绝骨、听宫穴针刺，用补法，每日1次，每次留针30分钟。5诊后，头晕显著减轻，踩棉花感好转。10诊后，头晕消失，踩棉花感消失，活动自如，左上肢麻木基本消失。为巩固治疗，继续针刺，留针20～40分钟，每日1次，5～10次为1个疗程。

3. 耳穴贴压，主穴为晕听区中点。伴有前额昏蒙者，加印堂穴；兼有双目胀痛者，加睛明穴；伴有头顶疼痛者，加前顶穴；痛甚者，加百会穴；剧痛者，加四神聪穴；眩晕兼颈项强痛者，加风池穴；耳鸣失聪、视物昏花、目如蒙雾、少寐多梦等症状突出者，加头维、神门。以上穴位用三棱针点刺放血，隔日1次。

偏头痛，以反复发作为特点，发作间歇期正常。根据头痛发作前有无先兆症状，可分为有先兆偏头痛（典型偏头痛）和无先兆偏头痛（普通型偏头痛或单纯型偏头痛）两种。另外，尚有一类临床较少见的特殊类型的偏头痛，也称为复杂型偏头痛，具有神经功能缺失的体征。本病属于中医"头风""雷头风"的范畴。

偏头痛

三七 ▶▶

很久以前，有一对兄弟，以种植药材为生。有一天，弟弟突然得了急症，头痛，鼻出血。哥哥采了一棵草药煎汤，让弟弟服下。弟弟连服3剂后，霍然痊愈。后来，他向哥哥要了一些草药小苗，栽在自家院子里。第二年，这棵草药已长得枝繁叶茂。财主的儿子也得了出血病，眼看就快死了，打听到弟弟是吃了一种草药治好的，便到弟弟家寻医问药。弟弟把种在自家院子里的那棵草药挖出来，给财主的儿子煎汤服了，1剂之后，人还是死了。财主与弟弟对簿公堂，哥哥得知后，告诉县官，弟弟给财主儿子用的确实是止血草药熬的汤，只不过这种草药才生长了1年，还没有药性，要长到三到七年时药力才

风邪上扰型

● **症状**

头痛偏左或偏右，痛连眉系，胀痛难忍，语言不利，舌淡苔白，脉浮紧。

● **治法**

祛风清热。

● **验方验穴**

1. 白芷10克，僵蚕15克，川芎12克，当归12克，细辛3克，羌活10克，防风9克，甘草6克。水煎服，每日1剂。

2. 取外关、风池、率谷、百会、外关穴针刺，用泻法，留针30分钟，每日1次。

3. 取百会、曲池、合谷、风池、头维、天柱穴三角灸。将僵蚕9克、干姜9克、艾叶10克研成细末，做成艾绒。每穴3～5壮，每日1次。

痰浊上扰型

● **症状**

头痛发作，昏蒙沉重，倦怠无力，嗜睡，面色苍白，眉骨疼痛，头昏目胀，恶心呕吐，心烦意乱，食欲不振，苔白腻，脉弦滑。

● **治法**

健脾化痰。

● **验方验穴**

1. 黄连10克，僵蚕10克，茯苓10克，白术10克，胆南星10克，陈皮10克，生姜9片。水煎服，每日1剂。

2. 取头维、丰隆、中脘、阴陵泉、脾俞、足三里、太冲穴针刺，中脘、阴陵泉、脾俞、足三里穴用补法，余穴用泻法，留针30分钟。

3. 取头维、通天、丰隆、太冲穴，用三棱针点刺放血，每日1次。

肝阳上亢型

● **症状**

头痛剧烈，胀痛或跳痛，头晕耳鸣，心烦易怒，面红目赤，便秘，尿黄，舌红，苔黄，脉弦数。

● **治法**

滋阴潜阳，息风止痛。

● **验方验穴**

1. 龙胆草9克，柴胡9克，山栀子10克，大黄6克，羌活10克，蜈蚣1条，僵蚕10克，甘草6克。水煎服，每日1剂。

2. 取太冲、行间、阳陵泉、悬颅、率谷、太溪、肾俞、肝俞穴针刺，太溪、肾俞、内庭穴用补法，余穴用泻法。留针30分钟，每日1次。

3. 取悬颅、率谷、太冲、行间穴，用三棱针点刺放血，每日1次。

最强。后来，人们就给这种草药起名为"三七"，意思是说，此药生长3～7年时药效最佳。

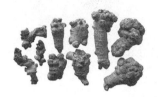

三七

★ 治验实录 ★

病例：张某，男，46岁。主诉：左侧偏头痛半年。患者半年来左侧偏头痛，经常呈剧痛状，严重时痛不可耐，寝食俱废，久治不愈。尿赤，便结，舌苔黄，脉弦滑有力。头痛产生原因不清。

辨证：肝胆风热上冲。

治法：疏调肝胆，通经活络。

处方：取太阳、下关、太冲、侠溪、大迎、翳风、合谷、外关穴针刺，行捻转泻法，留针30分钟，每日1次。治疗2天后，患者左侧头部突然剧痛如裂，目胀如脱，病势凶猛，痛不可忍。当即取内迎香、太阳穴点刺出血，丝竹空透率谷，针刺外丘、足窍阴、瞳子髎穴，20分钟后痛止。为巩固疗效，针灸治疗5天，服用龙胆泻肝汤加减5剂，每日1剂。数日后随访，病未复发。

瘀血阻络型 ▶▶▶▶▶

● **症状**

头痛日久，痛如锥刺，痛有定处，舌紫暗，脉沉涩。

● **治法**

活血祛瘀，通络止痛。

● **验方验穴**

1. 当归12克，川芎12克，红花15克，三七粉10克，羌活10克，天麻30克，全虫10克，甘草6克。水煎服，每日1剂。

2. 取风池、曲池、阳陵泉、合谷、脾俞、血海、三阴交、阿是穴针刺，三阴交、脾俞、血海穴用补法，余穴用泻法。

3. 取膈俞、列缺穴，用三棱针点刺出血，每日1次。

面肌痉挛

面肌痉挛，指一侧面肌不自主、不规则的阵发性抽搐。多发于40岁以上成人，女性多于男性。病程长，反复发作。本病属于中医"颜面动""吊线风"的范畴。

选用的中药故事

生姜 ▶▶▶

有一个富商，他的儿子10岁，正在山上玩，看到山上长出很多半夏苗，于是挖了出来，根上还长出一个小瓜，吃起来很脆，还带甜味。小孩

阴虚风动型 ▶▶▶▶▶

● **症状**

突然一侧胞睑及面颊肌肉抽动，时发时止，情绪激动时加重，或伴头晕，耳鸣，腰膝酸软，舌质红，苔薄黄，脉弦细。

● **治法**

滋阴息风。

吃了很多，不一会儿就感到舌尖发麻，喉咙发麻，眩晕，昏迷。于是，富商请来吴鞠通诊治。吴鞠通细察后，详细询问了小孩的饮食起居，然后以生姜两斤捣汁，取一盅，拌上白矾末调匀，以竹筷撬齿灌药，那孩子马上就苏醒了。吴鞠通说，这是半夏中毒，生姜可解半夏毒，所以见效。至今，半夏仍用生姜来进行炮制。

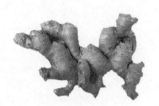

生姜

● 验方验穴

1. 白芍20克，甘草6克，代赭石30克（先煎），生龙骨30克（先煎），生牡蛎30克（先煎），当归12克，全蝎15克。水煎服，每日1剂。

2. 取阳白、四白、太阳、巨髎、颊车、合谷、地仓穴针刺，用平补平泻法。隔日1次，10次为1个疗程。

3. 取地仓、颊车、膈俞、肝俞穴隔蒜灸，每穴3～7壮，每日1次。

血虚风动型 ▶▶▶▶

● 症状

一侧胞睑及面肌抽动，时发时止，劳累时加重，多发于体质虚弱之人，可伴面色少华，四肢倦怠，纳差，舌质淡，苔薄，脉细弱。

● 治法

养血息风。

● 验方验穴

1. 葱白3颗，生姜半斤，红糖10克，捣烂后敷于患处，每日1次。

2. 取四白、攒竹、迎香、足三里、率谷、脾俞、风府穴针刺，用补法，留针30分钟，每日1次。

3. 取足三里、率谷、脾俞、四白穴隔姜灸，每穴3～7壮，每日1次。

风寒侵袭型 ▶▶▶▶

● 症状

突然一侧胞睑及面颊肌肉瘘疲，自觉面颊拘急不舒，畏寒恶风，一般无发热，多发于中青年人，舌质淡，苔薄白，脉浮紧。

● **治法**

疏风散寒。

● **验方验穴**

1. 葱白3颗，生姜6片。水煎洗脸，每日1次。

2. 取风池、大椎、合谷、阳白穴针刺，用平补平泻法，留针30分钟，每日1次。

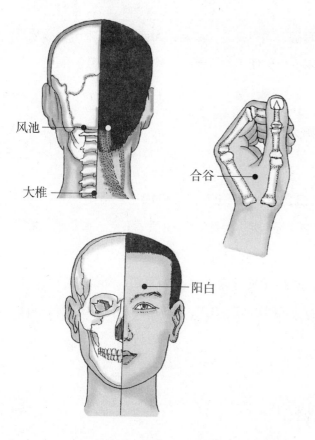

3. 按摩疗法：仰卧位，颜面痉挛侧行轻柔的一指禅推法10分钟，点按鱼腰、太阳、四白、下关、听会、颊车、地仓、翳风、合谷穴10分钟，最后用轻柔手法按揉痉挛侧面部肌肉。6天为1个疗程，休息1天再进行下一疗程的治疗。

★ **治验实录** ★

病例：魏某，男，40岁。

主诉：左眼睑抽动2年，左面部抽动半年。患者2年前患面神经炎，因治疗不当，出现左眼睑抽动，近1年来症状加重。症见：面部肌肉抽动，精神紧张，受冷后症状明显加重，烦躁易怒，情绪不好，伴头晕，耳鸣，失眠，纳可，便调。舌质淡，苔薄白，脉沉细。脑电图正常，头颅CT及磁共振检查正常。磁共振示：血管显影未见异常。

辨证：气血两虚，筋脉失养。

治法：补气养血。

处方：当归补血汤合止痉散加减。当归12克，黄芪30克，川芎12克，白附子12克，茯苓9克，甘草6克，蝉蜕12克，钩藤15克，全虫12克，地龙15克。水煎服，每日1剂。取风池、攒竹、颊车、地仓、头临泣、丝竹空、合谷、太冲、阿是穴针刺，合谷、太冲穴用毫针速刺，行平补平泻手法，余穴用火针点刺。隔日1次，10天为1个疗程。治疗1个疗程后，患者自觉面部轻松，肌肉抽动明显好转。治疗3个疗程后，面肌活动自如。

耳聋

耳聋，指主观感觉和客观听觉障碍，可由听觉传导通路损害引起，以耳聋、听力减退甚至听觉丧失、不闻外声为主症，影响日常生活，妨碍交谈。临床上耳聋除暴聋之外，多由耳鸣发展而来，故初起多与耳鸣并见。本病好发于中老年人。中医认为，暴聋多实热，久聋多气虚。

选用的中药故事

菊花 ▶▶▶

一天，苏东坡到当朝丞相王安石的府上拜访，被仆人安排在书房等候接见。他在书房随意观看，一首题为《咏菊》的诗稿，上面只有"西风昨夜过园林，吹落黄花遍地金"两句诗，没有完稿。他认得这是王安石的笔迹，但却想不通王安石怎么会吟出这有悖情理的诗句来。因为据他看来："黄花即菊花。此花开于深秋，其性属火，敢于秋霜鏖战，并不落瓣。说个'吹落黄花满地金'，岂不是错误了？"苏东坡不由诗兴之所发，便举笔舐墨，依韵续了两句诗："秋花不比春花落，说与诗人仔细吟。"写了以后，他又觉不妥，担心王安石责怪，便不待晤面就一走了之。后来，王安石得知苏东坡续诗讥讽自己

肝胆火盛型 ▶▶▶▶▶

● 症状

突然耳聋，遇气则甚，头痛，面赤，口苦咽干，心烦易怒，夜寐不安，大便干结，舌红，苔黄，脉弦数。

● 治法

清肝泻火。

● 验方验穴

1. 当归15克，黄芩9克，黄柏12克，菊花12克，龙胆草10克，车前子9克，大黄6克，生甘草6克。水煎服，每日1次。

2. 取颈2～6夹脊穴针刺，加耳门、听宫、行间、侠溪、外关穴，每次选7～9穴，用泻法，留针30分钟，每日1次。

痰热壅盛型 ▶▶▶▶▶

● 症状

耳聋，耳闷，如有物堵塞，头昏蒙而重，胸脘满闷，咳痰，质黏或黄稠，口中苦腻，二便不畅，舌苔黄腻，脉弦滑。

之事，想压一下苏东坡的傲气。不久，经玉安石的一番安排，苏东坡与来访的好友陈季常一道去后花园赏菊花，不料赶上连日大风，只见菊花棚下满地遍洒黄灿灿的菊花，枝上全无一朵。于是，想起去岁在王荆公府中续诗讥讽之事，深感惭愧。苏东坡在事实面前知错，从此变得谦虚多了。

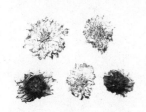

菊花

● **治法**

清降痰浊。

● **验方验穴**

1. 黄芩15克，黄连12克，川芎15克，龙胆草10克，大黄9克，栀子12克，胆南星9克，玄明粉9克（冲服）。水煎服，每日1次。

2. 取颈3～6夹脊穴针刺，加耳门、听宫、足三里、内庭、丰隆穴，每次选7～9穴，用泻法，每日1次。

瘀血阻脑型 ▶▶▶▶▶

● **症状**

猝然耳聋如塞，或感耳内疼痛，有头部外伤史，头晕头痛，痛处固定不移或痛如针刺，面色黧黑，舌质紫暗或有瘀斑，脉细涩。

● **治法**

化瘀通窍。

● **验方验穴**

1. 当归12克，赤芍9克，川芎15克，桃仁9克，水蛭6克，天花粉9克，红花12克，老葱15克，红枣3枚。水煎服，每日1次。

2. 取颈2～6夹脊穴针刺，加耳门、行间、侠溪、足临泣穴，每次选7～9穴，用泻法，每日1次。

3. 取百会、听宫、行间、太冲、胆俞穴，用三棱针刺络放血，每日1次。

气血虚弱型 ▶▶▶▶▶

● **症状**

耳聋渐起，时轻时重，或伴耳鸣，同时伴头晕倦怠，少气懒言，四肢困乏，饮食减少，大便溏薄，舌苔白腻，脉沉细。

● **治法**

健脾益气，升清荣窍。

● **验方验穴**

1. 白术10克，人参9克，当归12克，川芎9克，竹叶9克，茯苓15克，五味子15克，远志9克。水煎服，每日1剂。

2. 取颈3~7夹脊穴针刺，加耳门、天容、足三里、脾俞、肾俞穴，每次选7~9穴，用补法，每日1次。

3. 取足三里、脾俞、肾俞、太溪、中脘穴隔姜灸，每穴3~5壮，每日1次。

肾精亏损型 ▶▶▶▶▶

● **症状**

耳聋，眩晕，遗精，盗汗，腰膝酸软，舌红少苔，脉数。

● **治法**

补肾填精，上荣于脑。

● **验方验穴**

1. 熟地黄30克，茯苓6克，山药10克，山萸肉9克，泽泻6克，龟板30克，磁石30克，牛膝20克。水煎服，每日1剂。

2. 取颈3~5夹脊穴针刺，加足三里、悬钟、神门、三阴交、气海、肾俞穴，每次选7~9穴，用补法，每日1次。

3. 取悬钟、神门、三阴交、气海、肾俞穴隔姜灸，每穴3~5壮，每日1次。

★ 治验实录 ★

病例：马某，女，58岁。患者耳聋3年余，加重半个月。患者双耳响如蝉叫，半个月来劳累后加重，双耳听力减退，甚至完全消失，诊断为"神经性耳聋"，经中西药治疗（用药不详）无明显效果，遂求针灸治疗。现症：心烦易怒，睡眠不佳，腰膝酸困，口苦微干，舌质红，脉弦数。电测听：左耳35分贝，右耳60分贝。

辨证：肝肾阴虚。

治法：滋阴益肾。

处方：取颈3~6夹脊穴针刺，加耳门、听宫、听会、翳风、肝俞、肾俞、太冲、太溪、阳陵泉穴，用平补平泻法，每日1次，10次为1个疗程。治疗1个疗程后，配合中药熏蒸，当归12克，红花15克，丹参20克，益母草10克，补骨脂12克，女贞子20克，柴胡10克，龙胆草15克，用熏蒸机熏耳部，温度保持40℃，每次30分钟。治疗10天后，听力有所恢复或减轻。治疗2个疗程后，患者双耳听力均有提高，又配合耳穴贴压，取肾、肝、胆、内耳、外耳、皮质下，用王不留行籽贴压。共治疗6个疗程，电测听：左耳提高20分贝，右耳提高26分贝。随访3个月，未见复发。

耳鸣

耳鸣是一种因脑功能失调而致气血不和的脑系疾病，在没有任何外界声源刺激的情况下，患者自觉有鸣响感，可呈发作性耳鸣。主要症状为自觉耳鸣响，或如蝉叫，或如潮声，其声或细或暴，静时尤甚，严重者妨碍听觉。根据病因病理不同，中医有"劳聋""风聋""虚聋""阳聋""聩聋"等多种名称。本病多发于中老年人，四季皆可发病。

选用的中药故事

陈皮 ▶▶

相传，有一个长工，幼年父亲病故，他与母亲相依为命。他很孝敬母亲，地主家有好吃的水果，他都留下一点偷偷带回家，给老母亲吃。有一次，母亲突然头晕、恶心、耳鸣，没钱治疗，病倒在床，长工给地主摘橘子，拿了一个橘子回家给母亲吃，结果母亲连橘子皮都吃了。第二天，母亲感到头晕明显减轻了，长工又拿橘子回家，被地主发现了，把他赶出门外。后来，地主听说长工用橘子皮给母亲治病，觉得长工是个孝子，又把长工叫回来干活，并给他一筐橘子，让他给母亲治病。长工的母亲吃完橘子后，头晕、耳鸣均消失了。

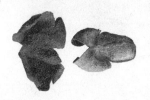

陈皮

肝胆火旺型 ▶▶▶▶▶

● 症状

耳鸣突发响声，如潮水或风雷之声，耳内有堵塞胀痛感，口苦咽干，头晕目眩，目赤，大便干，小便赤，舌质红，苔黄，脉弦。

● 治法

泻肝利胆，清热泻火。

● 验方验穴

1. 龙胆草10克，金钱草30克，代茶饮。

2. 取完骨、听宫、听会、百会、四神聪、太冲、行间、耳门穴针刺，用泻法，每日1次。

3. 取四神聪、太冲、行间、侠溪穴，用三棱针点刺放血，隔日1次。

痰火郁结型 ▶▶▶▶▶

● 症状

多见一侧耳鸣，或淅淅沥沥似风雨之声，患耳如棉堵塞，耳内觉闷、胀、痛感，兼见头昏头重，胸脘闷满，口苦且腻，或呕吐痰涎，色黄而稠，二便不畅，舌苔黄腻，脉弦滑。

● 治法

化痰降火，宁神利窍。

● **验方验穴**

1. 黄芩9克，大黄6克，胆南星9克，陈皮9克，枳实6克，茯苓9克，礞石30克，甘草3克，生姜3片，竹茹12克。水煎服，每日1剂。

2. 取听会、听宫、翳风、丰隆、足三里、三阴交、内庭穴针刺，用泻法，每日1次。

3. 耳穴疗法：取肾上腺、垂体前叶，用王不留行籽或磁朱丸贴压，或耳穴埋针，5天换1次，5次为1个疗程。高音耳鸣者，加内耳、颞叶；低声耳鸣者，加中耳腔、咽鼓管。

脾肾两虚型 ▶▶▶▶▶

● **症状**

耳鸣渐起，多为双侧，时轻时重，声如蝉鸣，以夜间及寂静时其鸣尤甚，腰膝酸软，纳差，听力逐渐减退，头昏眼花，眼前黑蒙，伴面色萎黄，神疲气短，四肢困倦，食少腹胀，大便溏薄，舌质淡胖，舌苔白润，脉濡缓而弱。

● **治法**

健脾益肾。

● **验方验穴**

1. 熟地黄30克，附子12克（先煎1小时），丹皮9克，山萸肉12克，黄芪15克，白术12克，甘草9克。水煎服，每日1剂。

2. 取百会、四神聪、听宫、翳风、太溪、肾俞、完骨穴针刺，用补法，留针30分钟，每日1次。

3. 取百会、太溪、肾俞、脾俞穴隔姜灸，每穴3～9壮，每日1次。

★ 治验实录 ★

病例：刘某，男，59岁。患者夜睡常觉耳鸣，状如蝉叫，嘟嘟不能入睡，腰膝酸软，遗精，盗汗，头晕目眩，手麻，口咽干燥，面色无华，舌红少苔，脉弦细。

辨证：肝肾阴虚。

治法：补益肝肾。

处方：天麻10克，枸杞子9克，荷叶20克。水煎服，每日1次。配合针灸治疗，取听宫、听会、百会、四神聪、耳门、肾俞、肝俞穴针刺。治疗1年，耳鸣症状消失。1年后随访，未见复发。

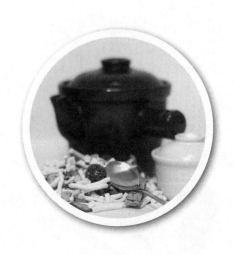

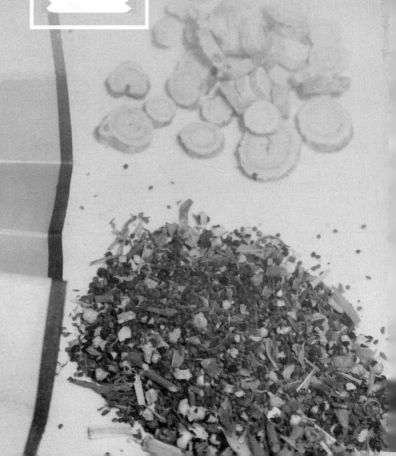

外科疾病

肩周炎

肩周炎是一种以肩关节疼痛、活动受限为主的慢性疾病。多发于中老年人。本病属于中医"漏肩风"的范畴。

选用的中药故事

草乌 ▶▶

建安二十四年，关羽和曹仁在一次交战中，右臂中一毒箭，病势发展很快，毒已入骨，右臂青肿，不能活动，四方寻求名医治疗，但都默然无力，全体将士情绪低落。此时，有一个身着方巾青衣、手提青色药囊的人（华佗）乘小舟而来，直至寨前，说："吾能治关将军之病。因闻关将军乃天下英雄，今中毒箭，特来医治。"此时的关羽右臂肿痛钻心，头晕体倦，病情危险，为了不影响军内的士气，正在忍痛与马良下棋，听到华佗前来，高兴极了。华佗详细检查关羽的箭伤，说："箭毒已入骨，若再不治，此乃危及生命。"关羽问到："用什么办法治疗？"华佗答曰："吾自有办法，担心将军惧怕。"

风寒闭阻型 ▶▶▶▶▶

● 症状

肩关节疼痛，活动受限，肩部沉重，遇寒痛甚，得温则舒，舌质淡，苔白，脉紧。

● 治法

疏风散寒，温经通络。

● 验方验穴

1. 麻黄10克，制川乌6克（先煎），制草乌3克（先煎），黄芪30克，僵蚕12克，片姜黄12克，羌活12克，甘草6克。水煎服，每日1剂。

2. 取肩井、肩髃、肩贞、大椎、手三里、外关、腕骨穴针刺，用平补平泻法，留针30分钟，每日1次，10天为1个疗程。

3. 取肩井、肩髃、肩前、肩贞、天宗穴，用三棱针点刺放血，再加拔火罐，每次选两个穴，交替使用。

寒凝血瘀型 ▶▶▶▶▶

● 症状

肩关节冷痛，遇寒加重，痛有定处，局部疼痛剧烈，呈针刺样，拒按，活动受限，皮色紫暗，舌质紫暗，脉弦涩。

关羽笑曰："吾视死如归，有何惧啊！"华佗向他陈述治疗方案及手术方法："手术前先服麻沸散（曼陀罗花一斤，草乌、香白芷、全当归、川芎、制南星各四两），再用刀割开皮肉，直至骨头，把腐烂的肉切掉，刮去骨上的箭毒，然后敷上药。"关羽服用麻沸散，一面继续与马良下棋，一面伸出患臂，命令华佗割治，令徒弟拿一大盆置于臂下接血。华佗割开皮肉，直至肱骨，见骨色已青，用刀刮骨悉悉有声，此时的关羽饮酒食肉，谈笑弈棋，毫无疼痛之感。须臾血流满盆，刮尽余毒，割去腐肉，敷上药，以线缝合，手术完毕。关羽大笑而起，对众将曰："此臂伸展如故，无疼痛感，先生真是神医！"

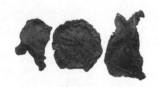

草乌

● **治法**

活血化瘀，通络止痛。

● **验方验穴**

1. 黑附片6克（先煎1小时），当归15克，土鳖虫12克，丹参15克，桃仁10克，红花10克，细辛3克，桂枝10克。水煎服，每日1剂。

2. 取曲池、尺泽、肩髃、肩井、合谷、阳陵泉穴针刺，条口透承山，用泻法，每日或隔日1次，10次为1个疗程，疗程间休息5天。

3. 按摩疗法：取合谷、经渠、少府、内关、后溪、中渚穴，每穴按揉30~50次，每天按摩1次，30次为1个疗程，可持续治疗3~4个疗程。

气血亏虚型 ▶▶▶▶▶

● **症状**

肩部酸痛麻木，肢体软弱无力，肌肤不泽，神疲乏力，或局部肌肉挛缩，肩峰凸起，舌质淡，脉细弱无力。

● **治法**

益气养血，祛风通络。

● **验方验穴**

1. 人参12克，黄芪30克，姜黄9克，桂枝6克，甘草9克，白术30克。水煎服，每日1剂。

2. 火针疗法：局部用火针，每日或隔日1次，10次为1个疗程。

3. 理疗：选用超短波等高频电磁疗法，每日1次，10天为1个疗程。本法可起到消炎、镇痛、解痉、改善血液循环、松弛肌肉的作用。

★ 治验实录 ★

病例： 刘某，女，45岁。患者右肩关节疼痛半年，阴天及夜间痛甚，抬举困难，活动受限，伴有手指麻木，舌尖红，苔白，脉紧。

辨证： 气血虚弱。

治法： 益气养血，祛风通络。

处方： 当归12克，黄芪15克，羌活9克，桂枝6克，白芍9克，鸡血藤15克，丹参9克，甘草6克。水煎服，每日1剂。配合针灸治疗，条口透承山，深刺不留针，局部用火针点刺。治疗5天后，症状减轻。治疗20天后，症状消失。

腰椎间盘突出

腰椎间盘突出，指腰椎纤维环破裂，髓核突出，压迫神经根引起的腰痛或坐骨神经痛的一种综合征。本病属于中医"痹证""腰痛"的范畴。

选用的中药故事

续断 ▸▸▸

传说古时候，有一郎中治愈了许多跌打损伤的危重病人，名声传遍了很多山村。郎中采药时摔伤了一条腿，在山沟里躺了几天，幸好被一砍柴的青年看到。郎中让青年背

风寒型 ▸▸▸▸▸

● **症状**

腰腿部冷痛重着，活动受限，逐渐加重，静卧疼痛不减，阴雨天加重，苔白腻，脉沉缓。

● **治法**

祛风散寒，通络止痛。

● **验方验穴**

1. 川续断12克，制草乌6克，细辛3克，牛膝15克，苍

着他走上山坡，用手指了指一种叶子长得像羽毛、开着紫花的野草。青年连根挖了许多野草，煎汤给郎中服。两个月过后，郎中的腿好了，把方子传给了这个青年。青年把接骨的药草传给了乡亲们，并给它取了个名字，叫"续断"。从此，"续断"的名字和那段故事一直流传至今。

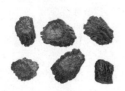

续断

术12克，川芎15克，桂枝12克，甘草6克。水煎服，每日1剂，日服2次。

2. 让患者仰卧于牵引床上，按个人体质选择牵引重量，一般为25～40千克，持续牵引30分钟。

3. 桑寄生15克，威灵仙12克，附子10克，杜仲12克，牛膝15克，续断12克，老鹳草30克，红花9克，当归12克，地龙10克。上药各等份，装入布袋，放入中药熏蒸多功能治疗机中，进行腰部熏洗。水温保持40℃为宜，每次40分钟，每日1次，半个月为1个疗程。

肾精亏损型 ▶▶▶▶▶

● **症状**

腰背腿酸软无力，喜揉喜按，遇劳则重，卧床痛减，反复发作，或耳鸣耳聋，运动迟缓，足痿失用，伴失眠多梦，舌红少苔，脉细数。

● **治法**

补肾填髓，养筋活血。

● **验方验穴**

1. 怀山药9克，枸杞子12克，山萸肉9克，菟丝子12克，杜仲9克，地龙12克，土鳖虫9克，甘草6克。水煎服，每日1剂。

2. 取八髎、昆仑、环跳、大肠俞、委中穴针刺，用泻法，留针30分钟，每日1次。

3. 独活15克，桑寄生30克，牛膝9克，秦艽15克，肉桂9克，防己9克，附子3克，麻黄10克，茯苓15克。上药各等份，装入布袋，放入中药熏蒸多功能治疗机中，进行腰部熏洗。水温保持40℃为宜，每次40分钟，每日1次，半个月为1个疗程。

气血瘀滞型 ▶▶▶▶▶

● 症状

腰背腿痛如刺，痛有定处，遇劳或闪挫则加重，舌质紫暗且有瘀点，脉细涩或沉弦。

● 治法

活血化瘀。

● 验方验穴

1. 当归、续断各12克，川芎、红花各10克，土鳖虫9克，桃仁15克，乌梢蛇10克，金毛狗脊12克，桑寄生30克，甘草10克。水煎服，每日1剂。

2. 取昆仑、腰5夹脊、骶1夹脊穴，用火针点刺，每日1次。

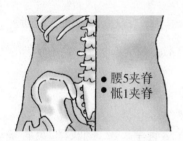
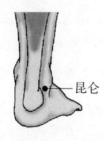

●腰5夹脊
●骶1夹脊

——昆仑

3. 血竭40克，透骨草40克，乳香40克，没药40克，秦艽40克，桃仁40克，红花50克，鸡血藤50克，木瓜50克，续断30克，当归10克，细辛5克。每日1剂，上药研成细末，放入锅中炒热，温度保持40℃，分3次热敷患处，每次5～10分钟。

★ 治验实录 ★

病例：王某，女，48岁。

主诉：左侧腰腿疼痛麻木半年，加重3天。患者半年前因提重物不慎闪腰，之后腰腿疼痛，逐渐发展至腿部麻木。现症：腰部刺痛，活动受限，舌质紫暗，脉涩。直腿抬高试验阳性，CT示"腰5～骶1椎间盘膨出"。

辨证：血瘀。

治法：活血化瘀。

处方：穿山甲9克，土鳖虫6克，络石藤15克，乳香6克，没药9克，红花9克，桃仁9克，赤芍9克。上药研成细末，放入锅中炒热，温度保持40℃，分3次热敷患处，每次5～10分钟。配合针灸治疗，取昆仑、环跳、委中穴，用泻法，腰5、骶1夹脊穴用火针点刺，每日1次。先后施以抱膝滚动法、腰部后伸扳法、直腰旋转扳法、伸膝抬腿法，之后用中频治疗机理疗10～15分钟。治疗10天后，疼痛消失。

腰椎骨质增生

腰椎骨质增生，指腰椎骨发生退变后，关节、椎体边缘发生异常增生。临床以腰部疼痛、活动不便为主症。本病是中老年人的常见病、多发病。本病属于中医"痹证"的范畴。

选用的中药故事

菟丝子 ▶▶▶

从前，江南有个地主，他养兔成癖，雇了一人为他养兔子，并规定，如果死一只兔子，要扣他的工钱。一天，长工不慎将一只兔子的腰打断了，他吓得把打伤的兔子藏进了豆地里。过了几天，他发现打伤的兔子并没有死，并且腰也好了。他看见伤兔正在吃一缠在豆秸上野生的黄丝藤。长工想，是不是黄丝藤治好了兔子的腰呢？

正好，他的父亲到山上砍柴，也伤着腰了，他便用黄丝藤煎汤给父亲喝，结果父亲的腰伤也好了。就这样，凡是有腰伤的病人，他都用这个方法医治。经过几个腰伤病人的试验，他断定黄丝藤可治疗腰伤。不久，他便当上了专治腰伤的医生。后

风寒型 ▶▶▶▶▶

● **症状**

腰部酸麻胀痛，活动受限，难以屈伸，麻木连及下肢，舌苔白，脉浮紧。

● **治法**

祛风散寒，化湿通络。

● **验方验穴**

1. 菟丝子12克，威灵仙30克，羌活9克，独活、续断、怀牛膝各15克。水煎服，每日1剂。

2. 取腰1夹脊、骶5夹脊、委中、承山穴，用火针点刺，每日1次。

3. 乌梢蛇、细辛各10克，透骨草、威灵仙、仙灵脾各15克，五灵脂20克，麻黄9克，桂枝9克。上药研成细末，装入布袋，放入中药熏蒸多功能治疗机中，进行腰部熏洗。每次40分钟，每日1次，半个月为1个疗程。

肾虚型 ▶▶▶▶▶

● **症状**

腰部疼痛，转侧不利，绵绵不断，久坐下肢疼痛，劳累加重，四肢不温，头昏乏力，尿频，舌淡，脉沉细。

● **治法**

益肾壮骨。

● **验方验穴**

1. 熟地黄15克，川牛膝12克，山萸肉12克，杜仲12克，骨碎补12克，狗脊9克。水煎服，每日1剂。

2. 取命门、肾俞、腰阳关、太溪穴隔盐灸，每日1次。

3. 取腰1夹脊、骶5夹脊、委中、太溪穴，用火针点刺，每日1次。

血瘀型 ▶▶▶▶▶

● **症状**

腰部疼痛，转侧不利，痛有定处，夜间痛甚，有时疼痛如针刺，疼痛可向下肢放射，舌质暗，脉涩。

● **治法**

活血化瘀。

● **验方验穴**

1. 威灵仙15克，土鳖虫5克，生甘草5克，桃仁10克，穿山甲10克，红花5克，当归15克。水煎服，每日1剂。

2. 威灵仙30克，归尾15克，透骨草12克，红花12克，海桐皮12克，乳香、没药各9克。上药研成细末，装入布袋，放入中药熏蒸多功能治疗机中，进行腰部熏蒸。每次40分钟，每日1次，半个月为1个疗程。

3. 取腰1夹脊、骶5夹脊、膈俞、绝骨穴，用火针点刺，每日1次。

来，他干脆把这种药叫做"菟丝子"。

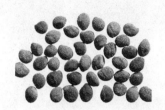

菟丝子

★ **治验实录** ★

病例：王某，男，58岁。主诉：腰部反复疼痛2年，加重15天。1年前患者腰部出现疼痛，曾服中、西药治疗（用药不详），其效不佳。近15天来腰痛加重，伴左下肢麻木，腰部压痛，活动受限，腰膝无力，头昏，耳鸣，舌淡，苔白，脉细缓。直腿抬高试验阳性，X线示"腰椎骨质增生"。

辨证：肾虚。

治法：补肾壮骨。

处方：熟地黄15克，川牛膝12克，山萸肉12克，杜仲12克，狗脊9克，桑寄生12克，川续断12克，甘草6克。水煎服，每日1剂。配合中药熏蒸，蜈蚣、全虫、鸡血藤、伸筋草、透骨草、当归、杜仲、骨碎补、桑寄生各等份，装入布袋，放入中药熏蒸多功能治疗机中，进行腰部熏蒸。每次40分钟，每日1次，半个月为1个疗程。治疗15天后，症状消失。

急性化脓性下颌淋巴结炎

急性化脓性下颌淋巴结炎，指发生在颈部两侧的急性化脓性疾病。常见于儿童时期，冬、春季节易发。以局部肿块灼痛、结块边缘清楚为特征。常因口腔疾病、急性扁桃体炎治疗不当而诱发。本病属于中医"颈痈"的范畴。

黄芩 ▶▶▶

相传，在四川的大山里，有一对苦命的小姐妹，姐姐叫黄芩，妹妹叫黄连。父亲早丧，其母为了养活她们，累得疾病缠身。母亲临终前，告诉她俩："我不行了，你们要互相照顾。"母亲死后，黄芩带着黄连，四处流浪，以乞讨为生，饱受风寒之苦。开始黄芩照顾黄连，后来黄芩觉得带着小妹妹是个拖累，便把弱小的黄连遗弃在了四川的大山里。可怜年幼瘦弱的小黄连，因无人照料，连冻带饿，不久便饿死在山里了。后来，在小黄连丧生的地方，长出了许多瘦弱的小草，人们就把这种草取名为"黄连"。由于小黄连的一生饱受苦寒，所以这种草的性味也是极苦寒的。

黄芩呢，她自从妹妹黄连死后，虽找到了

风热痰毒型 ▶▶▶▶▶

● 症状

颈侧或耳下、缺盆处红肿灼痛，疼痛牵引肩部及上臂，肿块形如鸡卵，伴恶寒发热，头痛，咳嗽，舌质淡红，苔黄，脉浮数。

● 治法

祛风清热，化痰消肿。

● 验方验穴

1. 金银花20克，连翘10克，黄芩20克，白芷10克，天花粉12克，贝母12克，赤芍10克。水煎服，每日1剂。

2. 取大椎、灵台、合谷、曲池、足三里、阿是穴针刺，用泻法，留针15~30分钟，每日1~2次。

3. 取大椎、商阳、曲池穴，用三棱针点刺放血。

4. 鲜蒲公英100克，蚯蚓粪30克，捣烂后用醋调和，敷于患处，每日5次。

肝胃火毒型 ▶▶▶▶▶

● 症状

颈部红肿灼痛，连及前颈、后项或耳下，硬结疼痛，伴高热，舌质红，苔黄腻，脉弦滑数。

● **治法**

清热解毒，化痰消肿。

● **验方验穴**

1. 金银花20克，连翘10克，赤芍9克，天花粉、柴胡、黄芩各10克，皂角刺9克。水煎服，每日1剂。

2. 仙人掌60克，生石膏30克，将上药捣成糊状，敷于患处，每日5次。

3. 取灵台、合谷、身柱穴，用三棱针刺络放血，然后加拔火罐，每日1次。

气营两伤型（溃脓后收口期）▶▶▶▶▶

● **症状**

疮口脓水清稀，局部筋脉损伤，新肉难长，伴周身乏力，纳差，舌淡，苔偏厚，脉细微数。

● **治法**

益气和营敛疮。

● **验方验穴**

1. 生黄芪30克，当归6克。水煎服，每日1剂。

2. 熟地黄、地骨皮各10克。上药研成细末，涂于疮口处，每日1次。

3. 用火针刺疮口处，每日1次。

4. 取足三里、气海、关元穴温和灸，每日1次。

一个较好的地方，不久便因心中空虚而死。就在黄芩死去的地方，也长出了一种草，这种草的根也是黄色的，人们都说这是黄芩的化身，就把这种草取名为"黄芩"。

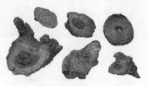

黄芩

★ 治验实录 ★

病例：王某，男，3岁。主诉：高热，左颈部有肿块3天。3天前，患儿恶寒发热，头痛，咳嗽，左颈侧或耳下红肿热痛，疼痛牵引肩部及上臂，肿块形如鸡卵，舌质淡红，苔黄，脉浮数。

辨证：风热痰毒。

治法：祛风清热，化痰消肿。

处方：金银花20克，连翘10克，败酱草20克，冬瓜仁10克，赤芍10克。水煎服，每日1剂。配合贴敷疗法，鲜蒲公英100克，蚯蚓粪30克，捣烂后用醋调和，敷于患处，每日5次。若高热已退，改用姜汁调和蒲公英和蚯蚓粪，敷于胆俞、肝俞、心俞、胸1~5夹脊穴。治疗6天后病愈。

腮腺炎是一种由腮腺炎病毒引起的呼吸道传染病。多发于冬、春两季，儿童发病率高。本病属于中医"痄腮""蛤蟆瘟"的范畴。

选用的中药故事

仙人掌 ▶▶▶

有一年，痄腮（腮腺炎）大流行，葛洪每天看到那些高烧不退的孩子心急如焚，他叫徒弟们上山找药。在一个深山老林里，有一个白衣少女，背着一个采药篓，里面装着满满的一篓长着刺的绿色植物，像人的手掌，她说："这药可治疗这一带的痄腮，在峨眉山的背后有很多。"说完就突然不见了。葛洪将此药捣烂，敷在病人的患处，半天后烧退肿消，具有神效。人们给它取名为"仙人掌"。

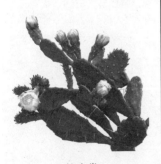

仙人掌

温毒在表型 ▶▶▶▶▶

● **症状**

发热畏寒，一侧腮部胀痛，边缘不清，触之痛甚，头痛，咽痛，舌红，苔微黄，脉浮数。

● **治法**

疏风清热，散结消肿。

● **验方验穴**

1. 柴胡12克，葛根15克，石膏10克，天花粉30克，黄芩12克，连翘12克，甘草6克。水煎服，每日1剂。

2. 取角孙、胸1~4夹脊穴，用火针快速点刺，每日1次。

3. 野菊花30克，枸杞叶30克，紫花地丁30克，将上药捣烂，敷于患处，每日3次。

热毒壅结型 ▶▶▶▶▶

● **症状**

高热不退，两侧腮部红肿灼痛，坚硬拒按，张口困难，伴有头痛，呕吐，咽部红肿，舌红，苔黄，脉滑数。

● **治法**

清热解毒，散结消肿。

● **验方验穴**

1. 防风12克，栀子10克，连翘9克，桔梗9克，升麻6克，当归9克，赤芍6克，甘草6克。水煎服，每日1剂。

2. 取大椎、翳风、内庭穴，用三棱针点刺放血，每日1次。

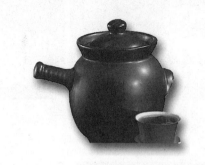

3. 仙人掌30克，蒲公英30克。将上药捣烂，敷于患处，每日3次。

邪陷心肝型 ▶▶▶▶▶

● **症状**

高热不退，神昏嗜睡，项强抽风，坚硬拒按，张口困难，伴有头痛，呕吐，舌红，苔黄，脉洪数。

● **治法**

清热解毒，息风开窍。

● **验方验穴**

1. 栀子12克，黄芩10克，连翘15克，石膏30克，大黄6克，芒硝9克（冲服）。水煎服，每日1剂。

2. 取合谷、二间、侠溪、翳风穴，用三棱针点刺放血，每日1次。

3. 石膏30克，仙人掌30克。将上药捣烂，敷于患处，每日3次。

★ **治验实录** ★

病例：刘某，男，10岁。

主诉：发热畏寒，右侧腮部胀痛2天。患儿右侧腮部肿胀，边缘不清，触之痛甚，头痛，咽痛，舌红，苔微黄，脉浮数。

辨证：温毒在表。

治法：疏风清热，散结消肿。

处方：金银花20克，连翘10克，升麻6克，葛根9克，桔梗9克，甘草6克。水煎服，每日1剂。配合贴敷疗法，紫花地丁30克，大青叶30克，将上药捣烂，敷于患处，每日3次。取大椎、翳风、内庭、合谷穴，用三棱针点刺放血，每日1次。治疗10天后病愈。

急性乳腺炎

急性乳腺炎，指乳房急性化脓性炎症，是产后哺乳期常见的疾病。本病属于中医"乳痈"的范畴。在哺乳期发生的叫"外吹乳痈"；在妊娠期发生的叫"内吹乳痈"。

蒲公英 ▶▶▶

从前，有一户人家，家中有一位小姐。一次，小姐不幸患了肠痈，恶心，呕吐，头痛难忍，因家中无钱治疗，小姐难受得有想死的念头。她来到一条小河边，一咬牙，纵身跳了下去。正巧河面上有一对渔家父女，正趁月色撒网，渔父姓蒲，女儿叫公英，姑娘见有人跳河，便纵身跳入河中，把小姐救到船上。姑娘知道了小姐的病因，第二天一早，公英从附近的山上挖来了一种野草，有锯齿，长着白绒绒的小球，煎汤后给姑娘喝。几天后，小姐的病居然好了。人们为了纪念这对渔家父女，就把这药草取名为"蒲公英"。

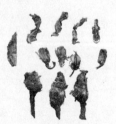

蒲公英

气滞热壅型 ▶▶▶▶▶

● **症状**

乳汁淤积结块，皮色不变或微红，肿胀疼痛，伴有恶寒发热，周身酸痛，苔薄，脉数。

● **治法**

疏肝清胃，通乳消肿。

● **验方验穴**

1. 金银花30克，甘草10克，水煎服，黄酒10毫升作引子，每日1次。

2. 取足三里、梁丘、期门、肩井穴针刺，用泻法，留针30分钟，每日1次。

3. 用吸奶器将淤积的奶吸出，然后由乳房四周轻轻地向乳头方向按揉。

热毒壅盛型 ▶▶▶▶▶

● **症状**

乳房肿痛，红肿热痛不消，肿块变软，伴有高热，周身酸痛，舌红，苔黄，脉洪数。

● **治法**

清热解毒，托里消肿。

● 验方验穴

1. 金银花12克，蒲公英30克，黄芪30克，当归12克，白芷9克，浙贝15克，赤芍6克，冬瓜仁30克。水煎服，每日1剂。

2. 仙人掌30克，蒲公英30克，捣烂后敷患处。

3. 在肿块处隔蒜灸，一般灸3~7壮，每日1次。

4. 取内关、肩井、膻中穴，用三棱针点刺放血，每日1次。

正虚毒恋型 ▶▶▶▶▶

● 症状

溃脓后痛虽减轻，疮口流水不断，脓水清稀，全身无力，或低热不退，舌淡，苔薄，脉沉细无力。

● 治法

益气和营托里。

● 验方验穴

1. 当归15克，黄芪40克。水煎服，每日1剂。

2. 用火针点刺疮口，每日1次。

3. 取足三里、气海穴隔姜灸，每穴3~5壮，每日1次。

★ 治验实录 ★

病例：刘某，女，26岁，哺乳期。患者正在地里干活，突然感觉右侧乳房阵发性刺痛，之后高烧38℃，寒战，头痛，舌苔黄，脉浮紧。

辨证：气滞热壅。

治法：疏肝清胃，通乳消肿。

处方：金银花30克，鱼腥草30克，甘草10克，黄酒2两，水煎，黄酒冲服。期门、肩井穴处发现红色丘疹，用三棱针逐一挑破，并挤出血或挑断白色纤维。两天后病愈。

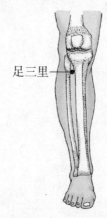

足三里

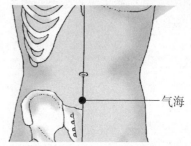

气海

妇科疾病

痛经

痛经，指女性在经期或经前经后，出现周期性小腹疼痛，或痛引腰骶部，甚则剧痛昏厥。

当归 ▶

三国时期，司马昭派遣大将钟会、邓艾进攻蜀国，刘禅荒淫昏庸，开门投降。苦守剑阁的姜维在无可奈何的情况下，假降钟会，等待东山再起，重振蜀汉。姜维的母亲得知儿子不思以身殉国，反而率兵投敌时，气得骂道："逆子无德！"并写了一封斥责姜维的信，托人送给姜维。姜维想，如果实话实说，恐泄露天机，坏了大事，如不对老母说，又不忍老母为此而伤心。后来，姜维想到了一个绝妙的方法。他拣了两包中药，一包是远志，一包是当归，托送信人带回去给老母。姜母一看，得知儿子胸怀远志，打算重振社稷。为了能使姜维毫无牵挂，一心救国，自己竟撞墙而死了。

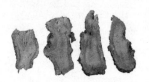

当归

气滞血瘀型 ▶▶▶▶▶

● 症状

月经前1~2天或经期小腹胀痛，拒按，伴胸胁或乳房作胀，行经不畅，经色紫暗，夹有血块，血块排出后痛减，舌质紫暗或有紫血点，脉弦滑。

● 治法

理气化瘀止痛。

● 验方验穴

1. 熟地黄15克，当归12克，白芍12克，川芎10克，桃仁9克，红花9克，赤芍6克，香附9克，甘草6克。水煎服，每日1剂。

2. 取合谷、三阴交穴针刺，泻三阴交，补合谷，留针30分钟，每日1次。

3. 取气海、中极、归来、脾俞穴隔姜灸，每穴3壮，每日1次。

阳虚内寒型 ▶▶▶▶▶

● 症状

经期或经后小腹冷痛，喜按，得热则舒，经量少，经色暗淡，腰腿酸软，小便清长，苔白润，脉沉。

● **治法**

温经暖宫止痛。

● **验方验穴**

1. 当归12克，川芎10克，白芍15克，熟地黄10克，龙眼肉9克，附子6克（先煎1小时），干姜6克，延胡索9克，甘草6克。水煎服，每日1剂。

2. 取肾俞、关元、合谷、三阴交穴针刺，用补法，留针30分钟，每日1次。

3. 取气海、太溪、归来、关元俞穴隔姜灸，每穴3壮，每日1次。

寒湿凝滞型 ▶▶▶▶▶

● **症状**

经期小腹冷痛，拒按，得热则舒，经量少，经色暗黑有块，畏寒身痛，苔白腻，脉沉紧。

● **治法**

温经散寒，除湿止痛。

● **验方验穴**

1. 当归15克，川芎10克，白芍12克，桃仁9克，小茴香12克，干姜9克，附子9克，蒲黄9克，甘草6克。水煎服，每日1剂。

2. 取脾俞、关元、足三里、丰隆、三阴交穴针刺，泻丰隆，余穴用补法，留针30分钟，每日1次。

3. 取气海、中脘、归来、神阙穴隔姜灸，每穴3壮，每日1次。

气血虚弱型 ▶▶▶▶▶

● **症状**

经期小腹隐痛，或小腹及阴部坠胀，喜按，揉则舒，经量少，经色淡，质稀，神疲乏力，面色萎黄，苔白，脉沉细。

● 治法

益气补血止痛。

● 验方验穴

1. 当归12克，川芎10克，白芍20克，人参9克，黄芪20克，香附12克，龙眼肉15克，熟地黄9克，乌药9克，甘草6克。水煎服，每日1剂。

2. 取脾俞、关元、足三里、气海穴针刺，用补法，留针30分钟，每日1次。

3. 取气海、中脘、关元、足三里、神阙穴隔姜灸，每穴3壮，每日1次。

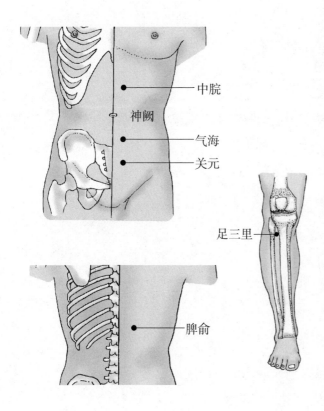

中脘

神阙

气海

关元

足三里

脾俞

月经先后无定期

月经先后无定期，指月经周期有时提前、有时延后7天以上。

牡丹皮 ▶▶

相传一千多年前，苏州虎丘山下有一织绸好手，名叫春花。这一年，府台老爷的女儿要办嫁妆，限春花在一个月内织出二十四条丝嵌金被面，花样是牡丹。但春花从来没见过花中之王，不知如何织法。春花非常发愁，一天半夜，她突然口吐鲜血，扑倒在织布机上。这时，一位美丽的姑娘飘然而至，叫醒春花，姑娘说道："我是牡丹仙子。"说完，她用手一指，庭院内立即出现一朵朵怒放着的牡丹花。春花望着这些盛开的牡丹，立即飞梭织起花来。一朵朵娇艳的牡丹花织出来了，但刚进府门，被面上的牡丹花全部枯谢了。府台老爷气得派人去捉春花，但春花早已与牡丹仙子离去了，只给乡亲们留下了根皮样的药

肝郁型 ▶▶▶▶▶

● 症状

月经周期不定，经量或多或少，经色紫红，有血块，经行不畅，胸胁、乳房、少腹胀痛，脘闷不舒，时叹息，嗳气食少，苔白或微黄，脉弦。

● 治法

疏肝理气调经。

● 验方验穴

1. 柴胡9克，丹皮9克，茯苓15克，当归15克，川芎10克，白芍20克，郁金9克，枳实9克，丹参9克，甘草6克。水煎服，每日1剂。

2. 取关元、三阴交、肝俞、血海、太冲穴针刺，用平补平泻法，留针30分钟，每日1次。

肾虚型 ▶▶▶▶▶

● 症状

月经来潮先后不定，经量少、色淡，腰痛，耳鸣，头晕，舌淡，少苔，脉沉缓。

● 治法

补肾调经。

材，后来人们才认出那根皮正是"牡丹皮"。

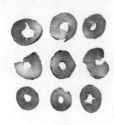

牡丹皮

● **验方验穴**

1. 熟地黄12克，当归12克，川芎10克，白芍20克，山药12克，山萸肉9克，菟丝子9克，五味子12克，甘草6克。水煎服，每日1剂。

2. 取关元、三阴交、足三里、肾俞、太溪穴针刺，用补法，留针30分钟，每日1次。

3. 取气海、关元、太溪、肾俞穴隔姜灸，每穴3~5壮，每日1次。

★ 治验实录 ★

病例：刘某，女，35岁。患者月经先后不定期，有时提前7天或延后10天，本次月经延后6天。现症：月经来时小腹胀痛，两侧乳房胀痛，经量少、色暗，伴有血块，舌质紫暗，脉弦滑。

辨证：肝郁。

治法：疏肝理气调经。

处方：熟地黄10克，当归9克，白芍20克，桃仁9克，柴胡9克，香附6克，巴戟天15克，丹参9克，延胡索15克，甘草6克。水煎服，每日1剂。取合谷、三阴交、肝俞、太冲穴针刺，泻三阴交、太冲，补合谷，留针30分钟，每日1次。治疗7天后，为巩固疗效，将200克丹参、200克鸡冠花、150克月季花、150克益母草、200克萝卜缨子放入锅中，加水2000毫升，文火熬至500毫升，取汁后加入蜂蜜500毫升，再熬20分钟即可。每天早上服10毫升，每日1次。治疗3个月后病愈。

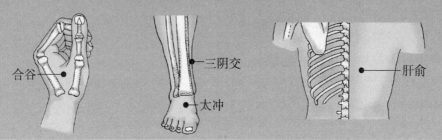

合谷　三阴交　太冲　肝俞

功能性子宫出血

功能性子宫出血，指内分泌紊乱引起的子宫内膜出血。临床上可分为无排卵性和排卵性两种。本病属于中医"崩漏"的范畴。

选用的中药故事

仙鹤草 ▶▶▶

一年夏天，一个秀才进京赶考。由于长途跋涉，非常辛苦。一天，他来到一处荒滩，前不着村，后不着店，又渴又饿，却又无处歇脚。他突然鼻孔里流血不止，用棉花塞鼻孔后，血从口流出。正在这时候，有只仙鹤从他的头顶飞过。秀才喊道："慢点，借我翅膀用用，让我飞出这鬼地方吧！"仙鹤受了惊吓，叼着一根野草掉落下来。秀才忙接过野草，放进嘴里嚼起来。说也怪，吃了一会儿，血就止住了。后来，他总算没误了考期。几年过去，做了大官，他还用此药治好了夫人的月经过多。于是，他回想着药草的样子并画出图来，命人照图寻找。几年后，人们终于找到了那种药草。这是一种有羽毛样

气血瘀滞型 ▶▶▶▶▶

● **症状**

小腹胀痛，拒按，出血量多，经色紫暗，有血块，血块排出后痛减，舌灰暗，脉涩。

● **治法**

活血祛瘀。

● **验方验穴**

1. 当归12克，白芍20克，川芎10克，熟地黄12克，红花9克，桃仁9克，阿胶6克（冲服），甘草6克。水煎服，每日1剂。

2. 皮肤针疗法：取胸1~骶4夹脊、肝俞、三阴交、膈俞、中极、血海、孔最穴，强刺激，每日1次。

3. 取三阴交、足三里、孔最、血海穴麦粒灸，每穴3壮，每日1次。

血热妄行型 ▶▶▶▶▶

● **症状**

面红，口干，喜冷饮，出血量多，经色深红，舌苔黄，舌尖红，脉数。

● **治法**

清热凉血。

● 验方验穴

1. 熟地黄12克，当归9克，白芍20克，黄连9克，丹皮6克，川芎10克，栀子6克，地榆炭9克，仙鹤草30克，牛膝6克，甘草6克。水煎服，每日1剂。

2. 取太冲、心俞、孔最、隐白穴针刺，用泻法，不留针，每日1次。

3. 取孔最、隐白穴，用三棱针点刺放血，每日1次。

心脾两虚型 ▶▶▶▶▶

● 症状

面色萎黄，心悸，头晕，目眩，出血量多，经色淡，舌淡，脉沉。

● 治法

补益心脾。

● 验方验穴

1. 党参10克，黄芪15克，白术30克，当归12克，龙眼肉10克，伏龙肝30克，血余炭9克，甘草6克。水煎服，每日1剂。

2. 取气海、隐白、膈俞、百会穴针刺，用补法，不留针，每日1次。

3. 取脾俞、隐白、内关、关元穴隔姜灸，每日1次。

肾阴虚型 ▶▶▶▶▶

● 症状

腰痛，耳鸣，出血量多，经色黑，有血

的叶子、秋天开白花的药草，为了纪念送药的仙鹤，人们就给这种药草取名为"仙鹤草"。

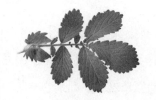

仙鹤草

★ 治验实录 ★

病例：杜某，女，47岁。主诉：月经已来26天未净。现症：月经量多，经色红，伴有血块，面色黄，伴有轻度水肿，头晕，二便正常，舌淡，苔白腻，脉沉细无力。排除肿瘤。

辨证：冲任不固。

治法：调和冲任。

处方：党参10克，熟地黄12克，杜仲9克，川续断9克，炮姜炭6克，阿胶珠12克，血余炭10克。水煎服，每日1剂。取隐白穴，用三棱针点刺，放血6滴。治疗5天后，病情基本稳定。在原方的基础上去炮姜炭，加伏龙肝12克。治疗10天后，症状消失。

块，面色潮红，舌质红，脉细数。

● **治法**

滋阴凉血。

● **验方验穴**

1. 熟地黄12克，川芎10克，当归20克，旱莲草10克，白芍9克，丹皮9克，龟板10克，仙鹤草30克，地骨皮9克，甘草6克。水煎服，每日1剂。

2. 取肾俞、隐白、太溪、膈俞穴针刺，用补法，每日1次。

3. 取肾俞、膈俞、太溪、复溜穴隔蒜灸，每日1次。

带下病

带下病是以带下量明显增多，色、质、气味发生异常，或伴全身、局部症状为主要表现的疾病的统称。中医根据带下不同的颜色，可分为白带、黄带、赤带、青带、黑带五种。

选用的中药故事

鸡冠花 ▶▶

从前有一个小山村，母女二人相依为命，女儿叫菊花，时年十八，长得眉清目秀，身材苗条。村里有一个地主的儿子，看中了菊花，于是上门提亲。地主的儿子是个瘸子，菊花的母亲坚决反对，狠心的地主便带人来抢菊花，母亲上前与地主

肝胆湿热型 ▶▶▶▶▶

● **症状**

带下量多，色黄，质黏腻，有臭味，胸闷，口腻，纳差，小腹痛，阴痒，小便黄少，舌苔黄腻，脉濡数。

● **治法**

清热利湿。

● **验方验穴**

1. 龙胆草12克，茯苓10克，车前草15克，黄柏9克，赤芍9克，鸡冠花30克，甘草6克。水煎服，每日1剂。

2. 金银花30克，苦参30克，蛇床子30克，地肤子20

搏斗，被地主打倒在地。地主拉着菊花就走，这时她家养的一只大红公鸡，飞到地主的头上，把地主的双眼啄瞎了。地主疼得满地打滚，叫手下的人把大红公鸡打死了。母女俩悲痛欲绝，就把大红公鸡埋在她们的屋前。第二年春天，在公鸡的墓上长出了一棵草，像死去的大红公鸡的冠子，人们给它取名为"鸡冠花"。

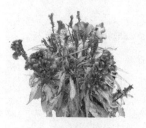

鸡冠花

克，艾叶20克。水煎取汁，清洗阴部，每日1次。

3. 取带脉、三阴交、行间、阴陵泉穴针刺，用泻法，留针30分钟，每日1次。

下焦热毒型 ►►►►

● 症状

带下量多，赤白相间，质黏腻，或脓样，有臭味，烦热口渴，头晕，小腹痛，小便黄少，舌红，苔黄，脉数。

● 治法

清热解毒。

● 验方验穴

1. 苍术30克，金银花12克，黄柏12克，野菊花30克，白鲜皮12克，甘草6克。水煎服，每日1剂。

2. 取带脉、白环俞、行间、中极穴针刺，用泻法，留针30分钟，每日1次。

3. 取胆俞、中极、行间穴隔蒜灸，每穴3壮，每日1次。

脾虚型 ►►►►

● 症状

带下色白或黄，质黏腻，绵绵不断，无臭味，四肢不温，精神疲倦，纳少，便溏，舌淡，苔白，脉缓弱。

● 治法

健脾益气，升阳除湿。

● 验方验穴

1. 白术10克，山药9克，党参9克，黑芥穗9克，车前草12克，柴胡15克，甘草6克。水煎服，每日1剂。

2. 向日葵盘50克，红糖10克。水煎服，每日1剂。

3. 取带脉、三阴交、气海、关元穴针刺，用补法，留针30分钟，每日1次。

4. 取脾俞、归来、关元、气海穴隔姜灸，每穴3壮，每日1次。

肾虚型 ▶▶▶▶▶

● **症状**

带下色白清稀，量多，质稀，淋漓不断，腰痛，小腹冷痛，小便频，夜间甚，大便溏，舌淡，苔白，脉沉迟。

● **治法**

温肾培元，固涩止带。

● **验方验穴**

1. 山药9克，鸡冠花50克，菟丝子9克，白术10克，黄芪10克，肉桂6克，肉苁蓉6克，甘草6克。水煎服，每日1剂。

2. 取肾俞、太溪、气海、关元穴针刺，用补法，留针30分钟，每日1次。

3. 取肾俞、涌泉、关元、气海穴隔盐灸，每穴3壮，每日1次。

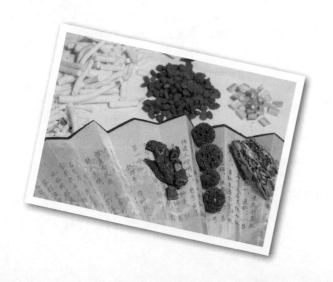

★ 治验实录 ★

病例：齐某，女，40岁。白带量多，色黄，腰痛，纳差，四肢无力，面色黄，大便干，小便黄，舌苔黄腻，脉濡数。

辨证：湿困脾胃，下注胞宫。

治法：健脾利湿。

处方：茯苓皮10克，泽泻12克，薏苡仁20克，茵陈15克，黄芩15克，桑寄生30克，苍术20克，甘草6克。水煎服，每日1剂。取带脉、太冲、行间穴隔蒜灸，每穴3壮，每日1次。治疗5天后，白带量少，食欲增加，四肢无力减轻，苔薄白，脉缓。改方：萆薢10克，黄柏10克，苍术10克，薏苡仁20克，茵陈15克，桑寄生30克，甘草6克。服5剂后，症状消失。

慢性盆腔炎

慢性盆腔炎，指子宫、输卵管、卵巢及其周围结缔组织、盆腔、腹膜所发生的慢性炎症。本病病程长，主要表现为月经紊乱，白带增多，腰腹疼痛，或下腹坠胀等，可导致不孕。

金银花 ▶▶▶

有一次，唐太宗患病，太医们束手无策。于是，太宗传旨召孙思邈进宫。孙思邈为唐太宗诊过脉，开了药方。一剂下去，不见起色，又服一剂，仍不见效。孙思邈要探讨个究竟，行走了半天，他来到一座山下，向山民讨口水喝。这户山民只有姐妹俩，以卖药材为生。姐姐用黄色花为他冲了一碗金花茶，妹妹用白色花为他冲了一碗银花茶。

孙思邈每样茶都喝一口，觉得味甘清淡，止渴清热，就说："这两种花都可以入药。"姐妹二人听罢，笑了起来。姐姐解释说："这两种药是同一种药，刚开时白色，盛开时变黄，它叫金银花。"孙思邈拜两位山姑为师，跟她们学习

气滞血瘀型 ▶▶▶▶▶

● **症状**

小腹胀痛，行经时腰腹疼痛加重，经量多，有血块，血块排出后疼痛减轻，婚久不孕，伴有月经失调，带下量多，舌紫暗或有紫血点，苔薄，脉弦涩。

● **治法**

行气活血化瘀。

● **验方验穴**

1. 当归9克，赤芍9克，川芎10克，蒲公英30克，蒲黄30克，五灵脂9克，牛膝20克，甘草6克。水煎服，每日1剂。

2. 取三阴交、合谷、血海、太冲穴针刺，用泻法，留针30分钟，每日1次。

3. 取地机、阴陵泉、腹结、气海穴三角灸，每日1次。

寒湿凝滞型 ▶▶▶▶▶

● **症状**

小腹冷痛或胀痛，行经时疼痛加重，喜按，得热痛减，经期紊乱，经量少，带下清稀，腰骶冷痛，舌暗红，苔白，脉沉迟。

● **治法**

温经散寒，活血化瘀。

● **验方验穴**

1. 当归10克，白芍20克，川芎10克，熟地黄10克，附子6克，益母草12克，小茴香15克，炮姜9克，甘草6克。水煎服，每日1剂。

2. 取三阴交、合谷、腹结、气海穴针刺，用平补平泻法，留针30分钟，每日1次。

3. 取关元、阴陵泉、腹结、气海穴隔姜灸，每日1次。

湿热壅结型 ▶▶▶▶▶

● **症状**

小腹痛，或有灼热感，带下黄臭，胸闷纳呆，舌体胖大，舌红，苔黄腻，脉濡数。

● **治法**

清热利湿，活血化瘀。

● **验方验穴**

1. 蒲公英30克，桃仁9克，金银花9克，当归12克，川芎10克，栀子9克，益母草12克，甘草6克。水煎服，每日1剂。

2. 取中极、阴陵泉、合谷、腹结穴针刺，用泻法，留针30分钟，每日1次。

3. 取阴陵泉、带脉、腹结、中极穴隔蒜灸，每日1次。

采药、制药，了解各种药性。然后，他采了些新鲜的金银花带回宫，一剂就把唐太宗的病治好了。唐太宗封孙思邈为"药王"。

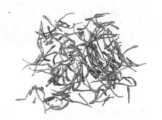

金银花

★ **治验实录** ★

病例：杨某，女，33岁。

主诉：小腹疼痛3个月，加重15天。6个月前患者曾流产，之后出现小腹坠胀疼痛，反复发作。15天前游泳，之后出现小腹刺痛，腹部拒按，胸闷纳呆，白带增多、色黄、质黏稠、有臭味，口苦，烦躁，舌质红，苔黄腻，脉濡数。B超示盆腔有积液。诊断为慢性盆腔炎。

辨证：下焦湿热。

治法：清热利湿，活血化瘀。

处方：穿山甲9克，蒲公英30克，当归9克，丹参9克，黄柏9克，苍术20克，金银花20克，五灵脂30克，蒲黄

气虚血瘀型 ▶▶▶▶

● 症状

小腹疼痛，有结块，缠绵日久，痛连腰骶，经量多，有血块，带下量多，舌红且有瘀点，苔白，脉沉迟。

● 治法

补气养血，活血化瘀。

● 验方验穴

1. 黄芪12克，当归10克，川芎10克，熟地黄10克，白芍20克，党参9克，丹参9克，甘草6克。水煎服，每日1剂。

2. 取三阴交、气海、足三里穴针刺，用补法，留针30分钟，每日1次。

3. 取关元、阴陵泉、中脘、气海穴隔姜灸，每日1次。

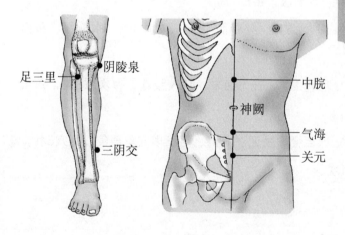

足三里　阴陵泉

三阴交

中脘　神阙　气海　关元

30克，生艾叶9克，甘草6克。水煎服，每日1剂。取中极、阴陵泉、丰隆、腹结穴针刺，用泻法，留针30分钟，每日1次。用红外线灯理疗30分钟，每日1次。治疗7天后，腹痛减轻，白带量少。在上方的基础上去蒲公英、苍术，加党参10克，白术30克，连服5剂。妇科检查示双侧输卵管不通，将30克当归、30克红花放入500毫升白酒中浸泡7天，之后每晚服10毫升。同时，将500克丹参研成细末，加醋炒热，用布包好，热敷小腹。1年半后，患者顺利产下一男婴。

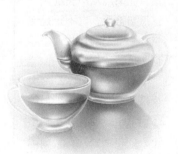

流产

妊娠28周前发生妊娠中断称为流产。发生在12周内称为早产；发生在12~28周内称为晚期流产；连续3次以上流产称为习惯性流产。

南瓜蒂 ▶▶▶

相传，江南名医叶天士来到东阳的大盘山区一带，遇到一位女子，脸色苍白，眼睛无神，双手捧着凸起的小肚，斜躺在地，轻轻地呻吟。叶天士上前询问，原来女子怀孕已有几个月了，为帮助丈夫砍柴而来到此处，现在感到胎位不稳，恐有不测，正处于万分痛苦与不安的境地。

这时，叶天士环顾四周，眼神最后落在路旁地里一个个大南瓜上。叶天士想："南瓜藤上长南瓜，就靠南瓜蒂。这南瓜蒂从根到藤一点点地吸取营养，一点点地输送给南瓜，让南瓜从小长到大，这瓜熟蒂落，岂不正是十月怀胎么？对！我何不拿这南瓜蒂来保胎呢？"

叶天士摘下三个大南瓜，取下南瓜蒂，煎起了南瓜蒂汤，让女子喝了下去。不一会儿，奇迹出

气血虚型 ▶▶▶▶▶

● **症状**

妊娠初期，阴道不时下血，腰酸坠胀，精神萎靡，语言无力，舌淡，苔白，脉滑无力。

● **治法**

益气养血安胎。

● **验方验穴**

1. 炙甘草10克，升麻9克，炒白术30克，人参9克，黄芪15克。水煎服，每日1剂。

2. 阿胶15克，补骨脂12克，艾叶9克。水煎服，每日1剂。

3. 胎盘1个，研为细末，装入胶囊，每次服3粒，每日2次。

4. 取百会、关元、气海、足三里穴隔姜灸，每穴3壮，每日1次。

肾虚型 ▶▶▶▶▶

● **症状**

胎漏下血，色淡，腰酸坠胀，小便频繁清长，头晕耳鸣，腰膝酸软，舌淡，苔白，脉沉细。

● **治法**

固肾安胎。

● **验方验穴**

1. 菟丝子12克，桑寄生30克，川续断12克，阿胶9克，杜仲炭15克。水煎服，每日1剂。

2. 取百会、关元、气海、太溪穴隔姜灸，每穴3壮，每日1次。

3. 卧床休息。

血热型 ▶▶▶▶

● **症状**

漏胎下血，色鲜红，胎动下坠，小腹痛，面红唇赤，舌红，苔黄，脉滑数。

● **治法**

清热凉血安胎。

● **验方验穴**

1. 川续断10克，黄芩9克，黄连9克，白术12克，阿胶9克，山药30克，生地黄12克，白芍20克。水煎服，每日1剂。

2. 驴胎盘1个，研为细末，装入胶囊，每次服3粒，每日2次。

3. 南瓜蒂3个，荷花蒂3个。水煎服，每日1次。

现了，那女子的小肚不痛了，并且还能站起来走动。她随即拜倒在地，感谢这位活神仙。

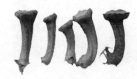

南瓜蒂

★ **治验实录** ★

病例：王某，26岁。患者曾早产5次。现怀孕50天，胎漏下血，色淡，腰酸坠胀，小便频繁清长，头晕耳鸣，腰膝酸软，舌淡，苔白，脉滑无力。

辨证：冲任亏虚。

治法：补肾固冲安胎。

处方：熟地黄9克，鹿角胶9克，白术30克，川续断9克，杜仲9克，枸杞子12克，当归6克，巴戟天30克，阿胶9克，菟丝子9克。水煎服，每日1剂。取关元、太溪、气海穴隔姜灸，每穴3壮，每日1次。上药服6剂后，出血停止，腹痛消失，仅有腰痛。为巩固疗效，将桑寄生、菟丝子、补骨脂各等份，研为细末，装入胶囊，每次服3粒，每日2次。连服3个月，足月顺产一男婴。

178

选用的中药故事

白术 ▶▶

从前有一对夫妻，结婚6年不孕，夫妻俩感到十分悲观，准备投河自杀。此时，突然来了一个穿白衣、头发胡须雪白的郎中，说："我有药可以治疗这病，到明年这个时候，包你们能生下一个孩子。"说罢，郎中从肩上取下采药篓，解开腰间的葫芦，走到外面。忽然一阵风吹过，采药篓、葫芦从东山坡滚到东南山，所到之处，长出一种开紫色花的草。回头一看，郎中不见了。他们认定这是"神仙送药"，赶忙去拔出一块块棕色的根块，吃下肚。不久，妻子就怀孕了。于是，他们一边吃药，一边种药，在东南山安家。果然，第二年生下了一个孩子。他们就把这药取名为"白术"。

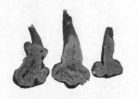

白术

肾虚型 ▶▶▶▶▶

● **症状**

婚久不孕，月经量少，经色晦暗，精神疲惫，腰膝酸软，小便清长，苔白而润，脉沉细。

● **治法**

温肾养血，调补冲任。

● **验方验穴**

1. 熟地黄10克，菟丝子9克，党参9克，白芍20克，川芎10克，白芍20克，当归9克。水煎服，每日1剂。

2. 取关元、足三里、肾俞、太溪、三阴交穴针刺，用补法，留针30分钟，每日1次。

3. 取命门、腰阳关、合谷、三阴交穴隔姜灸，每穴3壮，每日1次。

气血虚型

● **症状**

婚久不孕，月经量少，经色淡，月经后期，疲惫，面色萎黄，头晕，舌质淡，苔白，脉沉细。

● **治法**

补气养血，调补冲任。

● 验方验穴

1. 熟地黄10克，菟丝子9克，杜仲9克，白芍20克，党参9克，白术30克，茯苓9克，当归9克。水煎服，每日1剂。

2. 熟地黄10克，山萸肉12克，当归15克。水煎服，每日1剂。

3. 取关元、足三里、气海、三阴交穴针刺，用补法，留针30分钟，每日1次。

4. 取脾俞、中脘、三阴交、足三里穴隔姜灸，每穴3壮，每日1次。

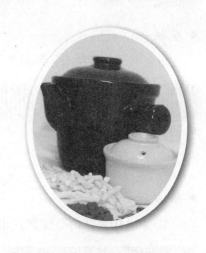

痰湿型 ▶▶▶▶▶

● 症状

婚久不孕，形体肥胖，头晕，心悸，白带黏稠、量多，舌质淡，苔白腻，脉滑。

● 治法

燥湿化痰。

● 验方验穴

1. 熟地黄6克，白芍12克，川芎10克，当归12克，陈皮10克，半夏9克。水煎服，每日1剂。

2. 取脾俞、足三里、天枢、丰隆穴针刺，用泻法，留针30分钟，每日1次。

3. 取脾俞、中脘、丰隆、足三里穴隔姜灸，每穴3壮，每日1次。

★ 治验实录 ★

病例：刘某，31岁。结婚5年未孕，月经后期，40~50天来1次，每次持续7~9天，经量多、色黑，行经不畅，伴有血块，经前两侧乳房胀痛，舌质红，苔白，脉弦。

辨证：气滞血瘀。

治法：理气活血。

处方：柴胡10克，茯苓9克，白术9克，白芍20克，当归12克，五灵脂30克，蒲黄20克，甘草6克。水煎服，每日1剂。服7剂后，月经正常。为巩固疗效，将当归、白芍、红花、香附各等份，研为细末，每次6克（冲服），每日2次。服用3个月后，告知怀孕。

气滞血瘀型 ▶▶▶▶▶

● **症状**

婚久不孕，经色暗，月经先后无定期，经量少，行经不畅，伴有血块，经前两侧乳房胀痛，烦躁易怒，舌质红，苔白，脉弦。

● **治法**

疏肝解郁，化瘀通络。

● **验方验穴**

1. 柴胡10克，白芍12克，川芎10克，熟地黄10克，白术30克，桃仁20克，当归10克，桂枝6克，甘草6克。水煎服，每日1剂。

2. 取肝俞、膈俞、足三里、天枢、太冲穴针刺，用泻法，留针30分钟，每日1次。

3. 取膈俞、足三里、天枢、太冲、足三里穴隔蒜灸，每穴3壮，每日1次。

更年期综合征

更年期综合征，指妇女在围绝经期，因卵巢功能逐渐衰退，进而月经停止，主要表现为善怒易哭，烘热汗出，五心烦热，眩晕，耳鸣，健忘，心悸不眠，月经紊乱，关节疼痛等。发病年龄大多在45～55岁之间，一般发生在绝经过渡期月经紊乱时。本病属于中医"百合病""脏躁""郁证""心悸""不寐""眩晕""头痛""崩漏""月经不调"的范畴。

选用的中药故事

地骨皮 ▶▶▶

有一天，慈禧太后觉得胸闷，眼睛模糊，朝廷御医诊治无效。有位钱将军对御医们说起了一件事。原来，他母亲也曾患过类似的病，后来，一位

肝肾阴虚型 ▶▶▶▶▶

● **症状**

头晕耳鸣，烦躁易怒，烘热汗出，五心烦热，腰膝酸软，记忆力减退，倦怠嗜卧，情志异常，恐惧不安，或皮肤瘙痒，或如蚁行，或感麻木，月经紊乱，经量增多或淋漓不净，经色紫红、质稠，口干咽燥，大便干结，舌红，少苔或无苔，脉弦细而数。

土郎中，挖来枸杞根，洗净后剥下根皮，嘱其煎汤喝，服用后病愈。众御医闻之，便推举钱将军献方。

慈禧太后立即诏令钱将军回乡取药。钱将军不负众望，从家乡取回一大包枸杞根，亲自在太医院煎好药汤，送至内宫，照护太后用药。几天后，太后的眼睛渐渐明朗，精神也好多了，便问钱将军用的是何种妙药。钱将军忖思，枸杞的"枸"和"狗"同音，为免太后生疑，便择个吉利的名称，叫"地骨皮"。太后欣然赞叹："好！我吃了地骨之皮，可与天地长寿！"从此，枸杞根便被称为"地骨皮"了。

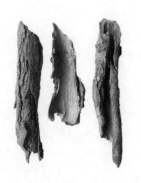

地骨皮

● **治法**

滋肾养肝，滋阴潜阳。

● **验方验穴**

1. 白芍20克，炙龟板9克，山茱萸9克，熟地黄10克，生龙骨30克，生牡蛎30克，地骨皮9克，甘草6克。水煎服，每日1剂。

2. 取肝俞、肾俞、三阴交、中极、太溪、志室、太冲、行间穴针刺，泻太冲、行间，余穴用平补平泻法，留针30分钟，每日1次。

3. 走罐疗法：俯卧，在背部均匀涂抹甘油，取督脉穴、膀胱经背部腧穴、华佗夹脊穴，用中号火罐，以闪火法拔罐，随之将罐上、下、左、右往返推动，重点推动大椎、身柱、至阳、中枢、命门、腰阳关、腰俞穴。

阴阳俱虚型 ▶▶▶▶▶

● **症状**

时而烘热汗出，时而转之畏冷，眩晕耳鸣，失眠多梦，手足心热，心悸自汗，面色白，纳少，便溏或便秘，神疲肢肿，腰膝酸软，尿余沥不尽，月经紊乱，舌淡，苔白，脉沉细。

● **治法**

补肾扶阳，滋养冲任。

● **验方验穴**

1. 仙茅12克，旱莲草9克，当归9克，地骨皮10克，炒薏苡仁30克，仙灵脾9克，女贞子9克，菟丝子12克，杜仲10克，山萸肉12克。水煎服，每日1剂。

2. 取太溪、志室、关元、命门、公孙、章门穴针刺，用补法，留针30分钟，每日1次。

3. 取关元、命门、太溪穴隔姜灸，每穴3~5壮，每日1次。

心脾两虚型 ▶▶▶▶▶

● **症状**

头晕目眩，心悸失眠，多梦易惊，神疲体倦，少气懒言，腹胀食少，月经淋漓不净，面色白，舌淡，苔薄白，脉细弱。

● **治法**

益气健脾，补心养神。

● **验方验穴**

1. 黄芪15克，党参、白术、茯苓、龙眼肉、远志各10克，木香6克，炒枣仁15克，艾叶炭、荆芥炭各10克。水煎服，每日1剂。

2. 浮小麦50克，五味子10克，炙甘草9克，大枣9克。水煎服，每日2次。

3. 按摩疗法：俯卧，沿背侧足太阳膀胱经，采用轻柔的揉法，上下往返5～6遍；然后按揉心俞、脾俞、气海俞、关元俞各5分钟，强刺激；拍打腰背部1分钟；最后揉双侧涌泉穴2分钟。

4. 取心俞、脾俞、足三里、关元、气海穴隔姜灸，每日1次。

心肾不交型 ▶▶▶▶▶

● **症状**

月经紊乱，心悸怔忡，失眠多梦，烦躁健忘，头晕耳鸣，腰酸腿软，口干咽燥，或口舌生疮，舌红而干，少苔或无苔，脉细数。

● **治法**

滋阴生津，交通心肾。

● **验方验穴**

1. 熟地黄15克，当归12克，白芍20克，丹皮12克，地骨皮6克。水煎服，每日1剂。

2. 取心俞、肾俞、太溪、命门、三阴交、劳宫穴针刺，补太溪、命门，泻劳宫，平补平泻心俞，温针灸命门。每日1次，留针30分钟。

3. 取心俞、肾俞、命门、太溪穴，心俞穴隔蒜灸，余穴隔姜灸。每穴3~5壮，隔3天治疗1次。

冲任不固型 ▶▶▶▶

● 症状

月经周期紊乱，出血量多，行经时间长，精神恍惚，肢体乏力，腰膝酸软，小腹不适，舌质淡而胖大，苔薄白，脉沉细弱。

● 治法

健脾益肾，固摄冲任。

● 验方验穴

1. 炒白术30克，煅龙骨、煅牡蛎、山萸肉各20克，党参18克，黄芪18克，白芍、鹿角霜、炒地榆各15克。水煎服，每日1剂。

2. 浮小麦30克，龟板9克，生地黄、熟地黄各12克，黄芪9克，山萸肉12克，白芍20克，黄柏9克，荆芥炭30克。水煎服，每日1剂。

3. 取关元、足三里、三阴交、隐白穴针刺，用平补平泻法，每日1次。

4. 取三阴交、足三里、关元、命门、气海穴，用艾条温和灸，使穴位局部有温热感而无灼痛为宜，每穴10分钟，至皮肤红晕为度。每日1次，5次为1个疗程。

★ 治验实录 ★

案例一

病例：李某，女，51岁。

主诉：头晕耳鸣，腰膝酸软半年余。患者经闭两年余，时汗出，头晕耳鸣，腰膝酸软，乍寒乍热，面颊烘热，心悸虚烦，失眠多梦，胸闷心慌，经常夜间惊醒，浑身出虚汗，恐惧害怕，有时会出现濒死感，伴有周身难受，舌质略红，苔薄，脉细。诊断为"更年期综合征"。

辨证：肝肾两虚。

治法：补肝益肾，调补阴阳。

处方：左归饮加减。熟地黄30克，鸡血藤30克，山药12克，枸杞子12克，山萸肉10克，牛膝30克，五味子10克，巴戟天15克，当归15克，白芍20克。水煎服，每日1剂。服7剂后，汗出减半，夜寐转安，但仍头晕，腰膝酸软。配合针灸治疗，取肝俞、胆俞、肾俞、太溪、太冲、足三里穴，肾俞、太溪、足三里用补法，肝俞、胆俞、太冲用泻法，每日1次。治疗15天后，汗出自止，诸症俱瘥。

医师建议 ▶▶▶
定位推拿法

第一步：俯卧位，治疗者双掌从肩部推至跟腱，叠掌揉、压背部膀胱经穴；双掌缓摩背腰部3～4分钟；掌推下肢；多指拿揉、侧指叩击小腿后肌群；压环跳、委中、承山穴各1分钟；压放殷门穴，搓涌泉穴。心肾不交者，重点压心俞穴（中等刺激），搓肾俞穴；便秘者，肘拨、揉腰骶部膀胱经内侧线，按次髎穴；腹泻者，由下向上推腰骶部督脉线。

第二步：仰卧位，治疗者双手交替从天突穴推至剑突；双拇指自内向外揉压肩部三焦经循行部位，重点按压肩井、缺盆穴；拿揉上肢曲池、手三里、合谷、神门、后溪、内关穴；拇指揉压下肢脾、胃经循行部位，重点按压阴陵泉、地机、三阴交、隐白、足三里、解溪穴。

第三步：仰卧位，治疗者采用五指拿法，自前发际至百会穴处，以10个手指的螺纹面接触皮肤，双手交替进行，轻而不浮，重而不滞，时间2～3分钟；用两手拇指自前额中央向两侧推至太阳、头维穴；按揉攒竹、鱼腰穴，呈弧形曲线抹动至丝竹空、瞳子髎穴；捏双侧眉部，双手拇、食两指相对用力，最后按揉睛明穴，时间3分钟。

第四步：单手拇、食指捏挤鼻根；双手拇指对揉头维、阳白、鱼腰、印堂、四白、颧髎、太阳、完骨、翳风、角孙穴；揉双侧耳垂及耳穴中的神门、内分泌、肾、肝。

两个月后随访，身体健康，病未复发。

案例二

病例：张某，女，51岁，工人。主诉：月经紊乱两年，伴头晕耳鸣，失眠多梦，心烦易怒1周。近两个月以来，患者自感心悸耳鸣，头重如裹，潮热倦怠，口淡纳差，面目轻度浮肿，无明显诱因而昼夜失眠。现症：腰膝酸软，口干喜饮，无力，纳差，便秘，尿少，舌红，少苔。相关检查均正常，诊断为"更年期综合征"。

辨证：肾阴阳俱虚。

治法：补肾助阳。

处方：二仙汤加味。仙茅、仙灵脾各12克，巴戟天、熟地黄各30克，五味子10克，知母10克，黄柏15克，白术30克，附子6克。水煎服，每日1剂。服7剂后，头晕耳鸣、失眠多梦等症状好转。在上方的基础上加山药、白扁豆、黄精、黄芪。服30剂后，不适症状基本消失。

儿科疾病

小儿急性支气管炎

小儿急性支气管炎，指支气管黏膜炎症，大多继发于上呼吸道感染，可见于麻疹、百日咳及其他急性传染病。

选用的中药故事

麦冬 ▶▶▶

据《十州记》载，一天，有一只鸟衔来一株草，绿叶像韭菜，花瓣淡紫色。秦始皇便派人请教鬼谷子，据说鬼谷子见此草便说："此乃东海瀛洲上的不死之药。人死后三天，用其草盖其身，当时即活，一株草就可救活一人。"秦始皇闻之，遂派方士徐福为使者，乘船入东海，以求长生不老之药。

当然，徐福只能一去不返。其实，麦冬并不如鬼谷子所言，会有那么神奇的功效。但是，对于治疗咽喉肿痛确实有很好的作用。

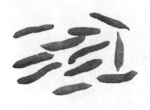

麦冬

外感咳嗽型 ▶▶▶▶▶

● **症状**

起病重，咳嗽频作，干咳，或咳少量白稀痰，咽痒声重，恶寒无汗，发热，头痛，舌淡红，苔白，脉浮数。

● **治法**

疏风散寒，宣肺止咳。

● **验方验穴**

1. 麻黄3克，桔梗3克，杏仁3克，贝母6克，生姜3片，大枣3枚。水煎服，每日1剂。

2. 取太阳、合谷、迎香穴按揉，每穴5分钟，每日1次。

3. 取肺俞、列缺穴隔姜灸，每穴3壮，每日1次。

风热咳嗽型 ▶▶▶▶▶

● **症状**

起病急，咳嗽不爽，痰稠色黄，不易咳出，咽痛，恶寒发热，颈项痛，舌红，苔微黄，脉浮数。

● **治法**

疏风清热，宣肺化痰。

● 验方验穴

1. 麻黄3克，杏仁6克，石膏9克，桔梗9克，款冬花6克，甘草6克。水煎服，每日1剂。

2. 取太阳、合谷、曲池、大椎穴按揉，每穴5分钟，每日1次。

3. 取大椎、肺俞、少商穴，用三棱针点刺放血，每日1次。

痰热咳嗽型 ▶▶▶▶▶

● 症状

咳嗽不爽，痰黄黏稠，不易咳出，喉中痰鸣，发热，烦躁，大便干，尿赤，舌红，苔黄，脉滑数。

● 治法

清肺化痰。

● 验方验穴

1. 地骨皮6克，桑白皮3克，瓜蒌3克，麦冬6克，甘草3克。水煎服，每日1剂。

2. 取曲池、大椎、肺俞、丰隆穴，用三棱针点刺放血，每日1次。

3. 取曲池、合谷、肺俞、丰隆穴隔蒜灸，每日1次。

阴虚燥咳型 ▶▶▶▶▶

● 症状

咳嗽日久，干咳无痰或少痰，口渴咽干，

★ 治验实录 ★

病例：王某，男，9岁。其母代诉：患儿突然咳嗽发热、头痛1天。现症：咳嗽频作，干咳，咽痒声重，恶寒无汗，发热，舌淡红，苔白，脉浮数。

辨证：风寒咳嗽。

治法：疏风散寒，宣肺止咳。

处方：苏叶6克，麻黄3克，川贝母3克，前胡6克，桔梗9克，杏仁6克，陈皮3克，生姜3片，大枣3枚。水煎服，每日1剂。配合少商穴点刺放血。治疗2天，病愈。

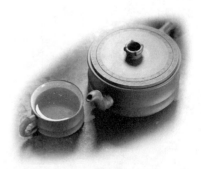

或潮热盗汗，手足心热，舌质稍红，苔少或无苔，脉细数。

● **治法**

滋阴清热，润肺止咳。

● **验方验穴**

1. 炙百合9克，川贝6克，沙参6克，瓜蒌6克，杏仁6克，枇杷叶6克，乌梅6克。水煎，每日1剂，分2次服。

2. 取鱼际、太渊、肺俞穴隔蒜灸，每日1次。

3. 川贝、甜杏仁各等份，研为细末，用蜂蜜调和，每天服一小汤勺。

小儿肺炎

小儿肺炎是一种由不同病原体或其他因素所致的肺部炎症。临床主要表现为发热咳嗽，气促，呼吸困难，肺部有湿性啰音等。

选用的中药故事

桑白皮 ▶▶▶

从前，在一个小山村，有一户姓白的人家，母子相依为命。有一年，母亲突然发热，头痛，咳嗽，吐黄痰。吃了很多的药，效果不佳。儿子便向地主借钱给母亲治病，地主叫人把他打了一顿。儿子哭着往家走，走到路边上，躺在一棵桑树下睡着了。梦中看到一个白发苍

风寒闭肺型 ▶▶▶▶▶

● **症状**

发热无汗，呛咳气急，痰白而稀，苔薄白，指纹清，达风关。

● **治法**

宣肺化痰。

● **验方验穴**

1. 麻黄6克，杏仁6克，淡豆豉9克，苏子3克，甘草6克。水煎服，每日1剂。

2. 取太渊、身柱、肺俞穴隔姜灸，每日1次。

3. 取膻中、风门、肺俞穴拔罐，留罐15分钟。

苍的老头，对他说："桑树根的皮，能治你母亲的病。"于是，他挖了很多桑树根皮带回家，给母亲熬汤喝。几天后，母亲的病就好了。此后，遇到咳嗽、吐黄痰的病人，儿子都让他们用桑树根皮熬汤喝。人们为了纪念姓白的人家发现了桑树根皮的功效，取名为"桑白皮"。

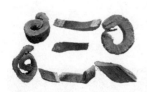

桑白皮

风热闭肺型 ▶▶▶▶▶

● **症状**

　　发热汗出，口渴多痰，痰黄而黏，咽部红肿，舌红，苔薄黄，脉浮数。

● **治法**

　　宣肺化痰定喘。

● **验方验穴**

　　1. 麻黄3克，石膏12克，炙桑白皮6克，桔梗6克，黄芩6克，杏仁6克，荆芥6克，芦根6克，甘草6克。水煎服，每日1剂。

　　2. 麻黄6克，石膏9克，杏仁6克，甘草6克。水煎服，每日1剂。

　　3. 取少商、孔最、肺俞穴隔蒜灸，每日1次。

　　4. 取大椎、风门、肺俞穴拔罐，留罐15分钟。

痰热闭肺型 ▶▶▶▶▶

● **症状**

　　发病急，频咳而喘，喉中痰鸣，气急，鼻煽，口唇紫绀，面赤，口干，舌红，苔薄黄，脉滑数。

● **治法**

　　宣肺清热，涤痰定喘。

● **验方验穴**

　　1. 麻黄6克，石膏9克，杏仁9克，鱼腥草12克，甘草6克。水煎服，每日1剂。

　　2. 取少商、孔最、定喘穴隔蒜灸，每日1次。

　　3. 取大椎、孔最、肺俞穴拔罐，留罐15分钟。

肺脾两虚型 ▶▶▶▶▶

● 症状

低热起伏不定，面色苍白，动则汗出，咳嗽乏力，喉中有痰，舌淡，苔白滑，脉细弱。

● 治法

益气健脾。

● 验方验穴

1. 太子参9克，黄芪6克，白术6克，款冬花6克，川贝6克，甘草3克。水煎服，每日1剂。

2. 取鱼际、列缺、定喘穴隔蒜灸，每日1次。

3. 取脾俞、云门、肺俞穴拔罐，留罐15分钟。

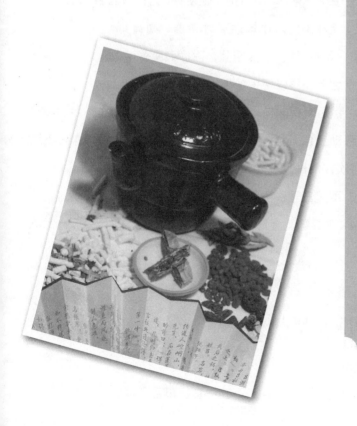

★ 治验实录 ★

病例： 尹某，男，3岁。因发烧住院，白细胞1600/mm³，中性粒细胞81%，淋巴细胞24%，体温39℃，胸透示两肺纹理模糊，听诊示两肺布满小水泡音。现症：高热，气喘，喉中痰鸣，鼻翼煽动，口唇紫绀，舌淡，苔白，脉沉紧。诊断为支气管肺炎。

辨证： 风寒犯肺。

治法： 宣肺平喘。

处方： 麻黄3克，桂枝6克，半夏6克，前胡6克，苏子3克，生姜3片，大枣3枚。水煎服，每日1剂。服药后微汗出，热稍降，苔黄，脉浮数。治以理肺化痰，连翘3克，黄芩3克，半夏6克，桑白皮6克，竹茹6克，生姜3片。水煎服，每日1剂。配合少商点刺放血，每日1次。结合西医治疗。治疗15天后，症状消失。但之后病情经常反复，给予三伏天肺俞穴贴敷。

注意： 本病发病急，变化多端，应结合西医治疗。

小儿厌食

小儿厌食，指长期食欲不振，厌恶进食，由于饮食失节而致脾胃运化受纳功能失调。

莱菔子 ▶

清朝年间，苏州府有位姓杨的富家公子，精神受了刺激，后来竟然病倒了。渐渐出现神志昏迷，卧床不起。有一位郎中，给他用了大补之法，每日用人参三钱。

谁知越补痰火越结，最后全身皮下长了上千个痰核。家里人已开始哭哭啼啼地准备后事了。这时，其父听说叶天士是当今名医，于是立即派人去请。

叶天士诊视之后，忍不住放声大笑起来："咱们还是先治病人要紧。"说罢，便开了一张方子，上面都是些清火安神之类的普通药。然后，又留下些自带的药末，叫病人一起服用。病人服药之后，三天就能讲话了，五天便坐了起来，一个月便行动自如了。

脾胃不和型 ▶▶▶▶▶

● 症状

食欲不振，厌恶进食，口淡无味，脘腹饱胀，面色萎黄，形体消瘦，精神萎靡，便溏，舌淡，苔白，脉沉细。

● 治法

健脾和胃。

● 验方验穴

1. 白术6克，山楂3克，生麦芽6克，鸡内金6克，莱菔子6克，砂仁6克，甘草3克。水煎服，每日1剂。

2. 捏脊疗法：患儿俯卧，治疗者两手半握拳，两食指抵于脊柱之上，再以两手拇指伸向食指前方，合力夹住肌肉并提起，然后食指向前，拇指向后退，做翻卷动作，两手同时向前移动，自长强穴起，一直捏到大椎穴。每捏3次将皮肤提起1次，每日1次，6天为1个疗程。

3. 取足三里、天枢、中脘穴针刺，不留针。

4. 取四缝、鱼际穴，用三棱针挑刺，挤出黄水，每周2次。

脾胃阴虚型 ▶▶▶▶▶

● 症状

食欲不振，少食，不欲进食，口舌干燥，食少饮多，面

家人设宴感谢叶天士。叶天士杯酒下肚后，对其父说："令郎服了一千两银子的人参，差点儿送了命，我就以实相告吧。那药末是我花八文钱买来的萝卜籽（莱菔子）研成的。"至今，人们经常用萝卜籽治疗腹胀。

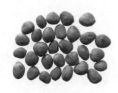

莱菔子

色欠华，舌红，少苔，脉细数。

● **治法**

滋脾养胃。

● **验方验穴**

1. 石斛6克，乌梅6克，沙参3克，玉竹3克，砂仁6克，太子参9克，甘草3克。水煎服，每日1剂。

2. 取下脘、内庭、商丘穴针刺，不留针，每日1次。

3. 取足三里、身柱、中脘、神阙穴隔蒜灸，隔日1次。

★ 治验实录 ★

病例：王某，男，2岁。主诉：不欲进食半年。现症：形体柔弱，毛发稀疏、枯黄、无光泽，时时哭闹，腹部拒按，夜睡不安，大便稍稀，夹有乳瓣，其味酸臭，小便黄少，舌淡红，苔白腻，指纹紫滞，达气关。诊断为厌食症。

辨证：脾胃不和。

治法：健脾和胃。

处方：白术2克，茯苓6克，法半夏3克，橘红3克，焦山楂3克，莱菔子3克。上药研为细末，每次1.5克（冲服），早上、中午、晚上各服1次。连服10天，患儿未哭闹，但仍不欲进食，夜睡不安，小便正常，大便色黄质软，无乳瓣，舌质红，苔薄白，指纹紫。处方：川厚朴5克，苍术6克，白豆蔻3克，砂仁3克，三棱6克，炒楂曲6克，藿香6克，佛手3克，生姜3片。上药研为细末，每次1.5克（冲服），早上、中午、晚上各服1次。配合捏脊，每日1次。治疗30天后，病愈。

小儿腹泻

小儿腹泻是由多种原因引起的一组疾病，临床以腹泻、呕吐、水及电解质平衡紊乱为主要表现。本病属于中医"泄泻"的范畴。

选用的中药故事

灶心土 ▶

宋神宗九岁的儿子病了。患的是长期反复腹泻、抽风，怎么治疗都没有效果。这时，长公主说："我知道有个郎中，钻研医术，手段十分高明。他的名字叫钱乙，现在就住在京城呢。"宋神宗说："来人，叫钱乙进宫！"钱乙到了宫里一看，这位小王子果然病得不轻，抽风抽得很厉害。钱乙诊完病后，告诉侍者："以温补脾肾治法，方用黄土汤。"其实，这黄土汤就是一味灶心黄土，药名叫"灶心土"，也叫"伏龙肝"，是农村做饭用的土灶，在炉膛里的灶底下被火反复烧的那些砌炉灶用的黄土。小王子喝了之后，病就好了。

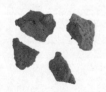

灶心土

伤食型 ▶▶▶▶▶

● 症状

脘腹胀痛，腹痛即泻，泻后痛减，排出物奇臭难闻，或如败卵，嗳气酸馊，或呕吐酸腐，夜睡不安，不思饮食，舌苔腻，指纹沉滞。

● 治法

消食导滞，和中渗湿。

● 验方验穴

1. 神曲6克，麦芽6克，槟榔3克，山楂3克，茯苓6克，陈皮6克，生姜3片，大枣3枚。水煎服，每日1剂。

2. 取足三里、天枢、大肠俞、四缝穴，毫针点刺四缝穴，挤出黄水，余穴用平补平泻法，不留针，每日1次。

3. 先捏脊，然后按揉足三里、大肠俞穴。

风寒型 ▶▶▶▶▶

● 症状

大便质稀色淡，夹有泡沫，臭气不堪，伴恶风，咽痒，鼻塞，流清涕，舌淡，苔白，指纹淡红。

● 治法

疏风散寒，化湿和中。

● **验方验穴**

　　1. 葛根6克，白芷9克，茯苓9克，吴茱萸3克，干姜3克，大枣3枚。水煎服，每日1剂。

　　2. 食盐500克，葱白100克。先将食盐放入铁锅内炒热，纳入葱白，拌匀后用毛巾包好，敷于神阙穴。热度不要太高，防止烫伤。每日3次。

　　3. 取长强、足三里、大肠俞、神阙穴隔姜灸，每穴3壮，每日1次。

湿热型 ▶▶▶▶▶

● **症状**

　　泻下如注，一日数次或数十次，粪色深黄而臭，排便不畅，肛门灼热而痛，纳差，烦躁，发热或不热，苔黄腻，指纹紫滞。

● **治法**

　　清热利湿。

● **验方验穴**

　　1. 茯苓9克，车前子6克。水煎服，每日1剂。

　　2. 取曲池、足三里、大肠俞、丰隆穴隔蒜灸，每穴3壮，每日1次。

脾虚型 ▶▶▶▶▶

● **症状**

　　大便溏，饭后即泻，色淡无味，一日数次，时轻时重，面色萎黄，形体消瘦，倦怠无力，舌淡，边有齿痕，苔白，指纹淡红。

● **治法**

　　健脾益气，助运止泻。

● **验方验穴**

　　1. 太子参9克，茯苓9克，白术9克，山药6克，白扁豆6克，灶心土3克，砂仁3克，甘草3克。水煎服，每日1剂。

　　2. 吴茱萸6克，白胡椒6克。上药研为细末，醋拌匀，敷于神阙穴，用通气胶布固定，隔日1次。

3. 取脾俞、足三里、大肠俞穴隔姜灸，每穴3壮，每日1次。

脾肾阳虚型 ▶▶▶▶▶

● **症状**

久泻不愈，大便清稀，完谷不化，1日行2~3次，伴脱肛，四肢发凉，形体消瘦，倦怠无力，舌淡，苔白，指纹淡红。

● **治法**

健脾温肾，固涩止泻。注意：此型在急性腹泻时要防止脱水，应及时给予补液。

● **验方验穴**

1. 附子1枚，人参6克，白术6克，炮姜3克，补骨脂3克，肉豆蔻3克，炙甘草6克。水煎服，每日1剂。

2. 白胡椒6克，肉桂6克，丁香3克。上药研为细末，醋拌匀，敷于神阙穴，用通气胶布固定，隔日1次。

3. 取脾俞、肾俞、足三里、大肠俞穴隔盐灸，每穴3壮，每日1次。

★ 治验实录 ★

病例：周某，男，11个月。腹泻20天，在某医院输液（用药不详），其效不佳。

现症：患儿每日腹泻3~7次，泻黄色水样，不发热，腹不胀，形体消瘦，倦怠无力，舌淡，苔白，指纹淡红。

辨证：脾阳下陷。

治法：补中益气。

处方：党参6克，白术6克，茯苓3克，灶心土3克，炙甘草3克，生姜3片，大枣3枚。水煎服，每日1剂。取脾俞、足三里、大肠俞穴隔姜灸，每穴3壮，每日1次。治疗5天后，症状消失。

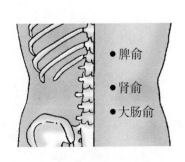

脾俞
肾俞
大肠俞

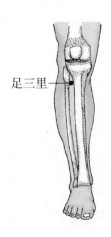

足三里

小儿脑积水

脑积水，指先天或后天颅脑疾病引起颅腔内脑脊液异常增多，使脑脊液在脑室系统或蛛网膜下腔积聚，致颅内压增高。因胎儿颅脊部先天性疾病或发育畸形引起的脑积水称"先天性脑积水"；因后天颅脑疾病引起者称"后天性脑积水"。CT示脑皮质变薄，脑组织面积减少，脑室扩大。本病属于中医"解颅"的范畴。

黄精 ▶▶▶

一天，李时珍和徒弟爬上山，见到满山都长着药材，特别是黄精，长得枝肥叶茂，根块硕大，师徒二人高兴得合不拢嘴。

突然，师徒二人发现丛林中有一个人，不知是死是活。师徒二人急忙走过去一看，原来是一名女子，面色苍白，不省人事。李时珍一按脉搏，就对徒弟说："她是饿昏的，你快去挖些黄精来，再就地找些干柴，用药罐煎汤，给她灌下去，她便有救了。"

徒弟煮好了黄精汤，给那女子灌了下去，不一会儿，那女子便睁开了眼睛。李时珍见了，和气地对她说："姑娘，你一定有五天没吃东西了吧。来！我这儿有点干粮，你快将就着吃吧！"

肾气亏虚型 ▶▶▶▶▶

● 症状

头颅逐渐膨大，囟门膨出、扩大，颅缝分离，颅首变薄，额部向前凸出，智力障碍，语言不清，肢体软瘫无力，面色白，舌质淡胖，苔薄白，脉沉弱。

● 治法

补肾健脑利水。

● 验方验穴

1. 山药6克，生姜皮6克，茯苓皮5克，黄精3克，党参3克，补骨脂6克，何首乌3克，甘草3克。水煎服，每日1剂。

2. 麻黄、肉桂、王不留行、葶苈子各等份，研为细末，调和茶叶水，外敷于头部，每日1次。

3. 取四神聪、太溪、水泉、哑门、金津、玉液、神门、通里穴，将吴茱萸、灯心草、艾叶各等份，制成艾绒，隔姜灸，每穴3壮，每周2次。

4. 取百会、内关、太溪、足三里、肾俞穴针刺，用蜻蜓点水法，每日1次，6天为1个疗程。

脾虚水泛型 ▶▶▶▶▶

● 症状

头颅增大，颅缝开解不合，头皮光亮，叩之呈破壶音，

姑娘把罐里的黄精一口气吃完了，并且将罐里的水也一饮而尽。这时，她的手脚也灵便了，起身向李时珍师徒瞄了一眼，放下罐，然后像猫追老鼠一样拔腿就跑，不一会儿就不见了踪影。

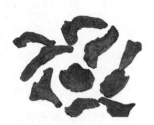

黄精

目珠下垂，如落日状，目无神采，面色白或萎黄，形体消瘦，食欲不振，大便稀溏，小便少，舌淡，苔白，脉弱。

● **治法**

补脾利水。

● **验方验穴**

1. 附子1克，白术6克，茯苓6克，桂枝3克，生姜皮6克，车前子6克，甘草3克。水煎服，每日1剂。

2. 取四神聪、太溪、水泉、气海、命门、关元穴针刺，用蜻蜓点水法，每日1次，6天为1个疗程。

3. 取百会、水分、小肠俞、肾俞、神阙、关元、中极、命门、三焦俞穴，将肉桂、生姜皮、路路通、艾叶各等份，研为细末，做成艾炷，隔姜灸，每次选3~6穴，每穴3壮，每日1次，10天为1个疗程。

热毒壅滞型 ▶▶▶▶▶

● **症状**

头颅逐渐增大，颅缝开解，头皮光急，青筋暴露，囟门高突，双眼斜视，发热，气促，面赤心烦，唇红，大便干，小便短赤，舌红，苔黄，脉数。

● **治法**

清热解毒，利湿通络。

● **验方验穴**

1. 皂角刺、天南星、防风各等份，研为细末，姜汁调匀，敷于囟门，每日1次。

2. 取四神聪、太溪、水泉穴针刺，用蜻蜓点水法，每日1次，6天为1个疗程。

3. 取百会、内关、太溪、足三里、肾俞穴，将钩藤、蝉蜕、艾叶、灯心草各等份，研为细末，做成艾炷，隔蒜灸，每次选3~6穴，每穴3壮，每日1次，10天为1个疗程。脑积水、颅内压增高者，加太冲、曲池、足临泣、三阴交穴；肘关节活动受限者，加曲池、天井、小海穴；腕关节活动受限者，加阳池、阳溪、阳谷穴；膝关节屈伸不利者，加膝眼、膝阳关、阴陵泉、阳陵泉、委中穴。

肾阴亏虚型 ▶▶▶▶▶

● 症状

头颅宽大，斜视，头痛，五心烦热，口干，舌红，少苔，脉细数。

● 治法

滋阴清热。

● 验方验穴

1. 熟地黄6克，山萸肉6克，山药9克，龟板6克，女贞子3克，旱莲草3克，黄柏3克。水煎服，每日1剂。

2. 取四神聪、太溪、水泉穴针刺，根据辨证选用补泻手法。每日1次，治疗10天，休息7天，两个月为1个疗程。脑积水合并语言障碍者，加哑门、金津、玉液、神门、通里穴；抽搐者，加印堂、人中、申脉、后溪、太冲穴；意识障碍及情绪抑郁者，加神庭、足三里穴；智力低下者，加智三针、神门、太溪穴。

3. 取百会、内关、太溪、足三里、肾俞穴，将生姜皮、路路通、艾叶各等份，研为细末，做成艾炷，隔姜灸，每次选3~6穴，每穴3壮，每日1次，10天为1个疗程。小便失禁者，加水分、小肠俞、神阙、关元、中极、命门、三焦俞穴；抽风者，加印堂、涌泉穴；四肢瘫痪者，加华佗夹脊穴。

★ 治验实录 ★

病例： 陈某，男，2岁。患儿因难产窒息，1岁时不会翻身，不能站立，不能行走，CT示"双侧侧脑室扩大，脑积水"。诊断为脑积水。曾用过脑活素等药物。

症见： 头颅增大，颅缝开解不合，头皮光亮，目珠下垂，如落日状，目无神采，面色白或萎黄，形体消瘦，坐不稳，不会爬，不能站立及行走，握物不能，食欲不振，大便稀溏，小便少，舌淡，苔白，脉弱。

辨证： 脾虚水泛。

治法： 补脾利水。

处方： 五苓散加减。白术6克，茯苓6克，桂枝3克，大腹皮10克，车前子10克，甘草3克，葶苈子3克，生薏苡仁10克。上药共研细末，每次3克，每日3次。配合针灸、推拿、理疗、功能训练。治疗2个疗程，患儿可自己爬，可扶站，右手可抓物。治疗半年后，症状基本消失。

小儿脑瘫

小儿脑瘫，指出生前到出生后1个月内各种原因所致的非进行性脑损伤，是小儿时期常见的一种伤残病。主要表现为中枢性运动障碍及姿势异常，伴有智力低下、癫痫及视力、听力、语言、行为等异常。本病属于中医"五迟""五软""五硬"的范畴。

选用的中药故事

何首乌 ▶▶▶

唐代顺州有个男子叫何田儿，体弱多病，年已五十，仍未得子。有一天，何田儿上山采药，意外中发现有种藤蔓相交的植物，交了又解，解了又交，如此多遍。他觉得很蹊跷，便将其根挖回家。但是，没有人认得这是什么植物。有人戏弄何田儿说："你已年过五十，尚无儿子，这东西或许是天赐神药，何不吃着试试，也许对你有用！"何田儿把它煎水，每天服用两次。想不到，日子一久，旧病痊愈了，感到精力旺盛，头上花白的头发都变乌黑了。在以后的十年内，何田儿连生数子。后来，人们就用何家第三代的姓名为名，称此药为"何首乌"。

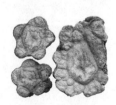

何首乌

肝肾阴虚型 ▶▶▶▶▶

● **症状**

四肢瘫痪，颈项牵强，手足徐动，步态不稳，站立时足尖落地，剪刀步态，流涎，语言不利，时有癫痫样发作，舌红，少苔，脉细数。

● **治法**

滋补肝肾，平肝息风。

● **验方验穴**

1. 生地黄3克，天麻6克，桑椹3克，补骨脂3克，枸杞子3克，羌活3克。水煎服，每日1剂。

2. 取脑三针（脑户穴1针，脑户左右旁开0.5寸各1针，共3针）、颈3~7夹脊、胸9~12夹脊、腰1~2夹脊穴针刺，四神聪透百会，用平补平泻法，每次选5~7穴，交替使用。头穴留针30分钟，体穴用蜻蜓点水法，每日1次，6天为1个疗程。语言不清者，加哑门、通里穴；斜视者，加睛明、鱼腰穴。

3. 按摩疗法：俯卧，沿脊柱方向，从长强穴推至大椎穴，自下而上逐一按压督脉穴位；沿足太阳膀胱经背部腧穴，自下而上捏脊，每日3次。

心脾两亏型 ▶▶▶▶▶

● **症状**

语言迟钝，智力低下，斜视，颈软，四肢痿软，口角惊风，流涎，咀嚼吮吸无力，头发生长迟缓，肌肉松动，纳食欠佳，舌淡红，少苔，脉细。

● **治法**

健脾养心，醒脑通窍。

● **验方验穴**

1. 何首乌3克，黄精3克，太子参9克，白术6克，茯苓6克，山药3克，甘草3克，石菖蒲6克。上药研为细末，冲服，1岁服0.5克，2岁服1.5克，每日3次，禁食生冷之品。

2. 鸡脑子1个，制首乌3克，核桃仁6克。加水100毫升，水煎服。

3. 四神聪透百会，平补平泻。颈软无力者，加身柱、百劳、大杼穴；腰软无力者，加肾俞、腰阳关、太溪穴；腕关节下垂者，加外关、阳池、阳溪穴；足内翻者，加绝骨、太溪、照海穴。每次选5~7穴，交替使用。头穴留针30分钟，体穴用蜻蜓点水法，每日1次，6天为1个疗程。

4. 取百会、脾俞、大椎、肾俞、至阳、印堂、太溪、公孙、涌泉、关元、气海、足三里穴，将肉苁蓉、蝉蜕、灯心草、艾叶各等份，制成艾绒，每次选3~5穴，每穴3~5壮，每日1次。

肾精不足型 ▶▶▶▶▶

● **症状**

四肢瘫痪，痿软不用，发育迟缓，智力低下，语言不清，抬头或坐立困难，苔白，脉细，指纹淡。

● **治法**

补肾健脑。

● **验方验穴**

1. 制首乌3克，山药3克，枸杞子6克，菟丝子3克，巴戟天3克，肉苁蓉3克，甘草3克。上药研为细末，冲服，1岁服0.5克，2岁服1.5克。每日3次，禁食生冷之品。

2. 猪脑1个，核桃仁10克，煮熟后吃，每周1次。

3. 取智三针（神庭穴1针，神庭左右旁开0.5寸各1针，共3针）、神门、脾俞、丘墟、关元、气海、足三里穴针刺，四神聪透百会，用补法，每次选5~7穴。头穴留针30分钟，体穴用蜻蜓点水法，每日1次，6天为1个疗程。

4. 按摩疗法：①正坐，按揉百会、脑户穴，点按风池、哑门、天柱穴。②在点按曲池穴的基础上，拿揉上臂前后肌群；揉合谷、伸指穴（大鱼际与小鱼际交界的凹陷处）。③取环跳、委中、阴陵泉、阳陵泉、承山穴，用拿法，每日1次。

瘀阻脑络型 ▶▶▶▶

● **症状**

四肢瘫痪，智力低下，面及头颅青筋暴露，四肢不温，舌质紫暗，脉细涩。

● **治法**

活血化瘀，醒脑开窍。

● **验方验穴**

1. 何首乌3克，赤芍3克，桂枝6克，丹参3克，当归6克，黄芪30克，全蝎3克，核桃仁9克，桃仁3克。水煎服，每日1剂。

2. 四神聪透百会，平补平泻，每日1次。指关节屈伸不利者，加后溪、手三里、合谷穴；肘部拘急者，加手三里、外关穴；上肢瘫痪者，加曲池穴；下肢瘫痪者，加环跳、髀关、

★ 治验实录 ★

病例：张某，女，1岁半。因早产，产后窒息5分钟，缺血缺氧，CT示"三脑室扩大"。现症：颈软，抬不起头，坐不住，扶着站立时呈"剪刀步"，语言不清，只能发单音，时有抽风，对外反应差。

辨证：肾精亏虚。

治法：滋阴补肾，生髓壮阳，填精益髓，益智醒脑。

处方：健脑益智汤加减。制首乌3克，山药3克，枸杞子6克，菟丝子3克，女贞子6克，当归3克，巴戟天3克，肉苁蓉3克，甘草3克。若抽风，加僵蚕3克，蝉蜕3克。服用1个月为1个疗程。取智三针、哑门、通里、肾俞、至阳、印堂、气海、足三里、太溪穴针刺，四神聪透百会，每日1次，7天为1个疗程。配合艾灸疗法，取百会、风池、大椎、肾俞、至阳、印堂、气海、足三里、太溪、公孙、涌泉、关元穴，头部穴位用艾炷灸（麦粒大，每穴3壮），其他穴位用温合灸。治疗1个疗程后见效，停用汤药，服用脑瘫丸，坚持功能训练，4个疗程后会走路。

伏兔、足三里穴；剪刀步态者，加阳陵泉、风市、绝骨、昆仑、太冲穴；足内翻者，加绝骨、昆仑、解剪穴（解溪上1寸）；足外翻者，加三阴交、血海、承山穴；足下垂者，加解溪、商丘、丘墟穴。每次选5~7穴，交替使用。头穴斜刺，留针30分钟；体穴用蜻蜓点水法，每日1次，6天为1个疗程。

3. 药浴疗法：将当归、补骨脂、蝉蜕、忍冬藤、僵蚕、钩藤、伸筋草、丹参各等份，研为细末，放入适量40℃的温水中，让患儿游泳，每日1次，20天为1个疗程。

新生儿缺血缺氧性脑病

新生儿缺血缺氧性脑病，又称缺血缺氧性脑损伤及重度窒息后脑病，主要引起脑水肿和神经元坏死、脑血管梗死及白质软化。缺血缺氧性脑病是新生儿窒息后的严重并发症，病情重，病死率高，常可造成永久性神经系统的后遗症，如脑瘫、智力低下、癫痫等，并可产生永久性神经功能缺陷，是导致神经系统伤残的常见原因之一。本病属于中医"胎惊""胎痫""惊风""昏迷"的范畴。

选用的中药故事

艾叶 ▶▶▶

有一天，李时珍和儿子上山采药，走到一个农家小院，院内传出呼叫声，李时珍上前询问，方知他家小孩出生才七天，抽风，不吃奶，角弓反掌。李时珍诊断完后，令儿子找来生艾叶，切了三片生姜，放在患儿的百会穴上，把艾叶制成艾条，使用三角灸的方法，配合针刺印堂、地仓、风池、太冲穴，不一会儿，小孩能吃奶了，抽搐停止了，

轻度胎惊 ▶▶▶▶▶

● **症状**

出生后1日内哭闹不安，物动即恐，声响即动，肢体松软，面色虚白，前囟不肿，舌质淡红，指纹青，在风关内。轻度预后尚好，不留后遗症。

● **治法**

安神定惊。

● **验方验穴**

1. 钩藤1克，人参2克，薄荷2克，丹参1克，茯神2克，僵蚕1克，蝉蜕2克。水煎服，每日1剂。

2. 取印堂、百会、风池穴悬吊灸，每穴灸1分钟，每日1次，防止烫伤。

3. 按摩胸1~腰1夹脊穴，点揉印堂、太阳、神庭、风

家人高兴地说："真是来了一位神医啊！"

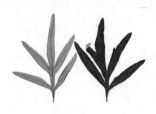

艾叶

池、大椎穴，每日1次。

中度胎惊 ▶▶▶▶▶

● **症状**

出生后嗜睡，对外反应低下，肢体较松软，时而手足抽掣，前囟稍肿，舌质暗红，指纹青，达风关以上。中度常留后遗症，如脑瘫、智力低下、癫痫、共济失调等。

● **治法**

益气定惊。

● **验方验穴**

1. 人参3克，全蝎2克，天麻3克，蝉蜕2克，黄芪3克，钩藤3克，荆芥3克，灯心草1把。水煎服，每日1剂。

2. 按摩胸1~腰1夹脊穴，点揉人中、印堂、攒竹、太冲、百会穴，每日1次。

3. 取印堂、大椎、风池、脑户穴隔姜灸，每穴1分钟，每日1次，防止烫伤。

重度胎惊 ▶▶▶▶▶

● **症状**

出生后昏睡或呈昏迷状，肢体松软，惊风频发，一啼气绝，前囟肿，舌质淡白或紫暗，指纹可达命关。重度病死率较高，应积极配合西医抢救。

● **治法**

开窍定惊，回阳救逆。

● **验方验穴**

1. 熟附片1克，石菖蒲3克，钩藤2克，天麻2克，人参3克。水煎服，每日1剂。

2. 按揉百会、人中、十宣穴，每日1次。

3. 取涌泉、百会、气海穴隔姜灸，每日1次，防止烫伤。

小儿智力低下

智力低下，指18岁以下智力低于同龄水平的儿童，其智商（IQ）低于人群均值2.0标准差，包括个人生活能力和履行社会职责两个方面，主要表现为感知、记忆、理解、运动、语言和思维方面的障碍。本病属于中医"痴呆""五迟""五软""惊胎""解颅"的范畴。

选用的中药故事

石菖蒲 ▶▶

有一天，一位王爷的孩子生病了，全身抽搐，两眼翻白，口吐白沫，不省人事，七岁了还不会说话，不能走路，生活不能自理。王爷派人请来葛洪诊治。葛洪检查完毕，不慌不忙地取出几根银针，针刺人中、百会、太冲等穴，并用了补泻手法。不一会儿，针还没有取出，孩子就醒过来了。为了巩固疗效，葛洪又给他开了方药。取鲜石菖蒲二两，煎汁，冲服朱砂（一分）。一个月后，王爷看到孩子已愈，转忧

肝肾亏虚型 ▶▶▶▶▶

● **症状**

生长发育迟缓，智力迟钝，神情呆滞，目无神采，肢体拘紧，甚则惊悸抽搐，站立、行走或长齿迟缓，舌红少苔或苔薄黄，脉弦细，指纹淡紫。

● **治法**

补益肝肾，益脑强筋。

● **验方验穴**

1. 制何首乌3克，山茱萸3克，黄精6克，菟丝子6克，泽泻6克，补骨脂6克，巴戟天3克，益智仁6克，炙甘草3克。水煎服，每日1剂。

2. 枸杞子6克，核桃仁9克，兔脑1个。水煎服，每日1剂。

3. 取百会、四神聪、神门、智三针（由神庭、两侧本神穴组成）、长强穴针刺，用蜻蜓点水法，每日1次，6天为1个疗程。

4. 取四神聪、神门、智三针、肾俞、肝俞穴隔姜灸，每穴3~5壮，每日1次。

为喜，非常赞赏葛洪的医术，便拿出银子重赏，但葛洪不受。

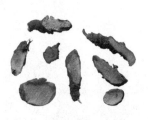

石菖蒲

邪毒内侵型 ▶▶▶▶

● 症状

痴呆无语，不懂人事，哭笑无常，秽洁不辨，行步蹇滞，小便短赤，大便秘结，舌质红，苔薄黄，脉弦数。

● 治法

清热醒脑，开窍利心。

● 验方验穴

1. 天麻6克，川黄连3克，羚羊角粉1克（冲服），麦冬6克，茯神6克，当归6克，大黄3克。水煎服，每日1剂。

2. 取天枢、内关、哑门、通里、中极、太冲穴针刺，用蜻蜓点水法，每日1次，6天为1个疗程。

3. 取大椎、天枢、中极、百会穴隔蒜灸，每穴3~5壮，每日1次。

心脾两虚型 ▶▶▶▶

● 症状

语言障碍，发育迟缓，神情呆钝，语言能力明显低于正常同龄儿童，有的只能发单字单词，组词不流利，或语言不清晰，面色发白，舌淡，脉细弱。

● 治法

补心养血。

● 验方验穴

1. 桑椹6克，石菖蒲6克，黄精6克，核桃仁6克，茯苓6克，太子参10克，白术6克，黄芪6克，山药6克。水煎服，每日1剂。

2. 取心俞、脾俞、哑门、气海、天突、神门穴针刺，用蜻蜓点水法，每日1次，6天为1个疗程。

3. 取心俞、脾俞、气海、足三里穴隔姜灸，每穴3~5壮，每日1次。

痰浊蒙窍型 ▶▶▶▶▶

● **症状**

意识不清，默默如痴，不辨善恶，失语耳聋，吞咽困难，口流痰涎，舌红或淡，脉滑，指纹滞。

● **治法**

涤痰泄浊，化痰开窍。

● **验方验穴**

1. 半夏6克，白术6克，茯苓10克，党参3克，石菖蒲6克，胆南星6克，远志6克。水煎服，每日1剂。

2. 取脾俞、足三里、丰隆、四神聪、神门、智三针穴针刺，用蜻蜓点水法，每日1次，6天为1个疗程。

3. 取足三里、丰隆、神门穴，用三棱针点刺放血，加拔火罐，每日1次。

瘀阻脑络型 ▶▶▶▶▶

● **症状**

患儿有外伤史，神情麻木，反应迟钝，时作惊叫，关节强硬，语言不清，或癫痫发作，舌下紫络显露，脉涩，指纹青。

● **治法**

活血化瘀，醒脑开窍。

★ **治验实录** ★

病例：历某，男，10岁。患儿出生时难产，4岁才会走路，但不稳，常摔跤。现反应迟钝，说话只发单词，吐字不清，流涎，斜视，双手抓物笨拙，四肢肌张力增高，纳差，大小便正常，舌质淡，苔白，脉沉细。腱反射亢进，巴氏征阳性，韦氏智测57分。头颅CT示"脑发育不良"。诊断为"脑性瘫痪、痉挛型四肢瘫、言语障碍、轻度智力低下"。

辨证：脾肾两虚。

治法：补脾健肾。

处方：参茸地黄丸加减。太子参9克，鹿茸2克，山药6克，茯苓10克，丹皮9克，山萸肉6克，泽泻6克，熟地黄10克，制首乌6克，黄精10克。水煎服，每日1剂。配合服用脑瘫丸，每次10粒，每日3次。取百会、四神聪、神门、智三针、长强、大椎、肾俞、脾俞、太溪、足三里穴针刺，用补法，每日1次，10天为1个疗程。配合康复治疗。治疗1年后，患儿运动功能基本恢复正常，智力明显提高，语言较前流利，韦氏智测79分，能正常上学。

● 验方验穴

1. 丹参6克，赤芍6克，红花3克，五灵脂6克，桃仁3克，黄精6克，核桃肉15克，远志6克，石菖蒲6克，生姜、大枣各适量。水煎服，每日1剂。

2. 取百会、四神聪、神门、智三针、合谷、太冲、血海穴针刺，用蜻蜓点水法，每日1次，6天为1个疗程。

3. 取膈俞、太冲、血海穴，用三棱针点刺放血，加拔火罐，每日1次。

小儿抽动-秽语综合征

抽动-秽语综合征，指儿童身体某部位或某肌群突然的、快速的、不自主的、非节律性的反复收缩运动，如眨眼、皱眉、歪嘴、摇头、点头、耸肩、抬臂、踢腿、扭腰、干咳、骂人、吼叫等。患儿可伴有情绪障碍、强迫症状、注意力不集中及多动等行为异常。发病年龄多在2~12岁之间。本病属于中医"肝风""筋惕肉瞤""瘛疭""慢惊风"的范畴。

选用的中药故事

桑椹 ▸▸▸

据载，公元前205年，刘邦在徐州被项羽打得丢盔卸甲，急匆匆躲进了一个阴暗的山洞里。虽然躲过了这一劫，但在避难中，头晕的老毛病突然犯了，以致头痛欲裂，天旋地转，随即腰酸腿软，连大便也难以排出，痛苦不堪。

好在当时附近的黄桑峪桑林密布，所结桑椹盖压枝头。为度难关，刘邦只得渴饮清泉，饥食桑

肝肾不足型 ▸▸▸▸▸

● 症状

眨眼，目涩，目赤或痛，寐少多梦，烦躁不安，可伴有眼睑抽动，口舌生疮，或胸闷胀满，叹息，或手足抽动，舌质红，苔少，或呈地图舌状，脉细。

● 治法

滋水涵木，降火息风。

● 验方验穴

1. 白芍15克，阿胶9克，麦冬15克，桑椹15克，麻仁6克，钩藤6克，五味子6克，生牡蛎12克，炙甘草3克，鳖甲6克。水煎服，每日1剂。

2. 珍珠粉适量，每次1克冲服，每日3次。

果。几天后，头痛、头晕竟不知不觉痊愈了，大便也痛痛快快地解了出来。后来，刘邦成为汉朝开国皇帝的那一天，还念念不忘"黄桑峪"的救命之恩。

故事中，刘邦思虑劳心，逃跑路上又风餐露宿，必是血虚又受了风寒，另外，筋疲力尽，气阴两虚，也容易导致便秘。因此，吃了桑椹很快就神清气爽了。

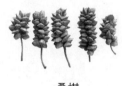

桑椹

3. 取颞三针（耳尖直上发际上2寸为第一针，在第一针水平向前后各旁开1寸为第二、第三针）、四神聪、哑门、神门、复溜、太溪、太冲、肝俞、肾俞穴针刺，用补法，每次3~5穴，留针30分钟，每日1次。

4. 按摩疗法：用双手拇指指腹按揉双侧内关、神门、灵道、风池、太阳、率谷穴各1分钟，清心经、肝经各30次，分推坎宫10次。

阴虚风动型 ▶▶▶▶▶

● **症状**

挤眉眨眼，摇头耸肩，噘嘴嗅鼻，喉中痰声辘辘，口渴唇干，大便干结，舌红光，少苔，脉细数。

● **治法**

滋阴柔肝。

● **验方验穴**

1. 炙甘草8克，干地黄6克，生白芍6克，阿胶6克（烊化），生牡蛎10克，生鳖甲9克，石决明9克，茯神3克，僵蚕3克。水煎服，每日1剂。

2. 络石藤9克，生龟板9克，知母3克。水煎服，每日1剂。

3. 取四神聪、哑门、神门、内庭、曲池、偏历、阴市穴针刺，用蜻蜓点水法，每日1次，6天为1个疗程。

4. 耳穴疗法：取肝、神门、脾、皮质下、枕、肾、面颊、额、肩、肘、膝、髋，每次3~5穴，以王不留行籽贴压，每一小块胶布贴1~2粒王不留行籽，两耳均取，并嘱家长协助揉压耳朵，至耳郭发热、发胀为佳，以患儿能忍受为度。每日揉压3次，每次3分钟。每周更换1次耳穴，5次为1个疗程。

痰火扰神型 ▶▶▶▶▶

● 症状

起病急骤，头面、躯干、四肢不同肌肉抽动，伴喉中痰鸣，粗言秽语，谩骂，烦躁口渴，睡眠不安，舌红，苔黄或腻，脉弦滑或滑数。

● 治法

清火涤痰。

● 验方验穴

1. 青礞石10克，黄芩3克，制大黄1克，沉香末1克，石菖蒲6克，半夏3克，钩藤6克，天竺黄3克，全蝎1克，胆南星3克，川贝母6克。水煎服，每日1剂。

2. 取四神聪、哑门、神门、章门、丰隆、内关、脾俞、中脘穴针刺，用蜻蜓点水法，每日1次，6天为1个疗程。

3. 耳穴疗法：取神门、脾、胃、枕、面颊、额、肩、肘、膝、髋，每次3～5穴，以王不留行籽贴压，每一小块胶布贴1～2粒王不留行籽，两耳均取，并嘱家长协助揉压耳朵，至耳郭发热、发胀为佳，以患儿能忍受为度。每日揉压3次，每次3分钟。每周更换1次耳穴，5次为1个疗程。

脾虚肝旺型 ▶▶▶▶▶

● 症状

纳呆食少，情绪不稳，易怒烦躁，或沉默寡言，眼红，或胸胁闷痛，全身肌肉多呈

★ 治验实录 ★

病例：张某，男，9岁。患儿4年前突然出现挤眉弄眼，手足抽动，性急心烦，喉中痰鸣，诊断为抽动-秽语综合征。现症：挤眉眨眼，手指抽动，头后部沉重，夜卧不安，喉中有痰，吭吭作响，纳食呆滞，二便可，舌质红，苔白腻，脉弦滑。

辨证：风痰。

治法：祛痰为主，佐以息风通窍。

处方：陈皮6克，半夏6克，辛夷9克，茯苓6克，炙甘草3克，枳实3克，竹茹10克，黄芩6克，柴胡10克，青礞石10克，石菖蒲10克，郁金6克，天竺黄6克，钩藤6克，全虫3克。水煎服，每日1剂，14剂。二诊：服药后诸症明显好转，抽动次数明显减少，痰已基本消失，仍觉头沉重，易困倦，失眠不安，纳差，舌脉同前。在上方的基础上加鸡内金、酸枣仁，去黄芩，水煎服，每日1剂。配合针灸疗法，取百会、四神聪、印堂、合谷、大椎、风池、足三里、腰奇、肾俞穴针刺，配穴取肝俞、胆俞、脾俞、太冲、

不自主抽动，如眨眼、努嘴、皱眉、点头、摇头、踢腿，大便溏，四肢冷，形体消瘦，咳声阵阵，谩骂，大喊，舌质红，苔薄白，脉弦或缓。

● **治法**

缓肝理脾，强土制木。

● **验方验穴**

1. 太子参10克，茯苓3克，桑椹12克，白术6克，炙甘草3克，钩藤6克，柴胡3克，全蝎1克，生姜1克，大枣3枚。水煎服，每日1剂。

2. 取四神聪、哑门、神门、足三里、太冲、脾俞、合谷穴针刺，用蜻蜓点水法，每日1次，6天为1个疗程。

3. 按摩疗法：用双手拇指指腹按揉双侧内关、神门、太冲、风池、脾俞、合谷穴各1分钟，补脾经、肝经各30次，分推坎宫10次。

丰隆、长强、哑门、廉泉、内关、神门、复溜、巨阙穴。每次选4～5穴，针刺得气后，大椎、太冲、丰隆、肝俞穴用泻法，内关、神门、脾俞、巨阙穴用补法，余穴用平补平泻法。每日1次，30次为1个疗程。

耳穴疗法：取肝、神门、风溪耳穴压丸，配穴取脾、胃、皮质下、枕、肾、面颊、额、肩、肘、膝、髋，每次选5～6穴。治疗10天后，症状基本消失。再以上方加减调治1个月，随访半年，未再复发。

风痰壅肺型 ▶▶▶▶▶

● **症状**

咽痒不适，怪声连连，骂声不断，四肢抽动，喉中吭吭作声，喉发怪音，偶有秽语，伴不自主摇头、挤眉、耸肩，舌质红或淡，苔薄白，脉弦细。

● **治法**

化痰息风。

● **验方验穴**

1. 辛夷、苍耳子、全蝎、石菖蒲、川贝各6克，山豆根、半夏、钩藤、大黄各2克。水煎

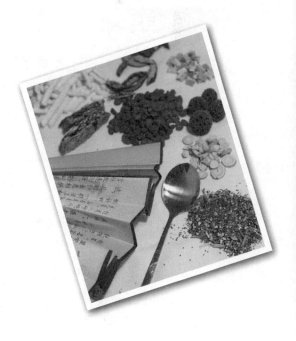

服，每日1剂。

2. 取四神聪、哑门、神门、肺俞、内庭、曲池、偏历穴针刺，用蜻蜓点水法，每日1次，6天为1个疗程。

3. 耳穴疗法：取肺、神门、脾、胃、皮质下、枕、面颊、额、肩、肘、膝、髋，每次3～5穴，以王不留行籽贴压，每一小块胶布贴1～2粒王不留行籽，两耳均取，并嘱家长协助揉压耳朵，至耳郭发热、发胀为佳，以患儿能忍受为度。每日揉压3次，每次3分钟。每周更换1次耳穴，5次为1个疗程。

小儿病毒性脑膜炎

病毒性脑膜炎，又称无菌性脑膜炎或浆液性脑膜炎，是一种由多种病毒引起的急性中枢神经系统感染性疾病。主要包括流行性乙型脑炎和森林脑炎。本病属于中医"温病"的范畴。

选用的中药故事

黄连 ▸▸▸

传说古时候，有一位老中医请了个叫黄连的人照看药园。一年冬天，黄连发现后山坡上有一些药草，叶似甘菊，在凛冽的寒风中开着淡黄色的小花，他将其连根挖出，栽到药园中。老中医有个女儿，有一天，她突然高烧、抽风，老中医给她切脉诊治，却不见好转，不知如何是好。黄连内心焦急万分，忽然，他想起前

卫气同病型 ▸▸▸▸▸

● **症状**

发热恶寒，剧烈头痛，颈项强直，精神不振，烦躁嗜睡，口渴咽痛，恶心呕吐，舌质红，苔黄，脉浮数。

● **治法**

泻热清气，解毒散风。

● **验方验穴**

1. 羚羊粉1克，连翘6克，黄芩6克，黄连6克，知母6克，荆芥6克，板蓝根15克，菊花6克，葛根6克。水煎服，每日1剂。

2. 取大椎、风府、曲池、合谷、中冲、太冲、太溪穴针刺，用蜻蜓点水法，每日1次，6天为1个疗程。

几天自己喉咙痛得很厉害，就摘下自己种下的那不知名的药草，清水洗净后含于口中，喉咙很快就不痛了。于是，他急忙到药园挖了这株药草，用水煎汁给小姐服用。到了下午，小姐的病情有了好转，又连服两次，小姐的病竟然好了。老中医认为，这药草有清热解毒止泻的功效，问黄连这叫什么药？黄连回答："不知何名。"由于该药是黄连发现的，于是老中医决定把它定名为"黄连"，并把自己的爱女许配给黄连为妻。

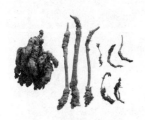

黄连

3. 取曲池、少商、列缺、大椎穴，用三棱针点刺放血，每日1次。

气营两燔型 ▶▶▶▶▶

● 症状

头痛剧烈，壮热神昏，颈项强直，呕吐频繁，烦躁谵语，四肢抽搐，前囟门凸起，大便干，舌质红绛，脉细数。

● 治法

清营凉血，息风开窍。

● 验方验穴

1. 水牛角6克，生石膏12克，炒栀子3克，黄连3克，生大黄3克（后下），钩藤3克。水煎服，每日1剂。

2. 取大椎、曲池、曲泽、委中穴针刺，用泻法，留针30分钟，每日1次。

3. 取身柱、人中、百会、内关、十二井穴，用三棱针点刺放血，每日1次。

热盛动风型 ▶▶▶▶▶

● 症状

壮热，头胀痛，心烦躁动，手足躁扰，甚至痿疲，舌质红，苔黄燥，脉弦数。

● 治法

清热凉肝，息风止痉。

● 验方验穴

1. 羚羊角粉6克（冲服），桑叶9克，钩藤6克，川贝6克，全虫6克，生白芍15克，生甘草3克。水煎服，每日1剂。

2. 取大椎、曲池、合谷、中冲、太冲穴针刺，用蜻蜓点水法，每日1次，6天为1个疗程。

3. 取人中、内关、十宣穴，用三棱针点刺放血，每日1次。

痰阻经络型 ▶▶▶▶▶

● 症状

神志不清，肢体麻木，瘫痪，或面瘫，斜视，舌紫暗，脉弦滑。

● 治法

涤痰通络。

● 验方验穴

1. 法半夏6克，茯苓6克，天竺黄9克，胆南星3克，大黄3克，郁金6克，蜈蚣1条，九节菖蒲3克。水煎服，每日1剂。

2. 取大椎、曲池、合谷、列缺、尺泽、丰隆、内庭、委中、十二井穴针刺，用蜻蜓点水法，每日1次，6天为1个疗程。项强头痛者，加风池、风府穴；恶心呕吐者，加内关穴。

3. 耳穴疗法：取肾上腺、内分泌、皮质下、肝、心、神门、肺、胃、涌泉、脾、脑，用王不留行籽贴压，胶布固定，隔日1次。气营两燔者，加耳尖；高热者，加上屏尖；四肢抽搐、角弓反张者，加枕；恶心呕吐者，加贲门；气息微弱者，加下屏尖。

★ 治验实录 ★

病例：尹某，女，6岁。初期发烧，体温39℃，神志不清，烦躁不安，口眼㖞斜，四肢抽搐，诊断为病毒性脑炎。医院进行抢救，治疗十余天后，热退，神清，抽搐止。但出现颈项强直，左手足弯曲僵硬，右手足僵直，确诊为"病毒性脑膜炎后遗症（硬瘫）"。二便尚可，舌质红，苔薄黄、少津，脉细数无力。

辨证：肝肾阴虚。

治法：滋补肝肾。

处方：三甲复脉汤加减。生地黄10克，生白芍6克，麦冬6克，玄参6克，丹参6克，僵蚕9克，生鳖甲1克，全虫3克，天麻6克。水煎服，每日1剂。取四神聪、哑门、风池、智三针、脑三针、曲池、合谷、列缺、尺泽、太溪、太冲穴针刺。服中药20剂后，改服脑瘫丸，每次10粒，每日3次。治疗3个月后，患儿能下地走路，但步态不稳。按上方继续治疗6个月，患儿已能单独行走，口语流利。

小儿癫痫

小儿癫痫是新生儿至青少年时期常见的一种疾病，由多种原因引起的慢性脑部病患。因脑部兴奋性过高的神经元异常放电，反复发作，暂时性脑功能失调所致。临床表现为抽搐及感觉、行为、意识、情感、认知等方面的暂时异常。发作形式有全身性发作和部分性发作两种。如反复发作则对小儿的智力及精神发育有严重的影响。本病属于中医"癫痫""羊角风"的范畴。病发时突然昏倒，四肢抽搐，口吐白沫，声似羊鸣，故名"羊角风"。

朱砂 ▶▶▶

唐代永淳年间，相国寺有位和尚，患了精神分裂症，经常哭笑无常，狂呼奔走。病程半年，虽服了许多名医开的汤药，均不见好转。家人请来孙思邈诊治。孙思邈详询病情，细察舌苔、脉搏，说道："和尚今夜睡着，明日醒来便愈。"孙思邈吩咐："先取些咸食给小师父吃，待其口渴时再来叫我。"到了子时，和尚口渴欲饮，家人报知孙思邈。孙思邈用朱砂酸枣仁乳香散治之，即取朱砂一两，酸枣仁及乳香各半两，研末，调入约半斤白酒中，让和尚服下，服完叫他卧睡。不多时，和尚便昏昏入睡，直到次日半夜，和尚醒后，神志已完全清楚，癫狂痊愈。这一

发作期

惊痫 ▶▶▶▶▶

● 症状

受惊后发病，两目上视，肢体抽动，发作时吐舌，惊叫，急啼，呼之不应，面色时红时白，惊惕不安，苔薄白，脉弦，指纹清，"水"字型。

● 治法

镇惊安神。

● 验方验穴

1. 礞石6克，天竺黄9克，石决明9克，天麻6克，胆南星3克，钩藤6克，僵蚕6克。水煎服，每日1剂。

2. 地龙、全虫、蜈蚣、朱砂各等份，制成丸剂，每次1.5克，每日2~3次。

3. 取四神聪、百会、陶道、鸠尾、内关、筋缩、涌泉、印堂、神门穴针刺，用蜻蜓点水法，每日1次，6天为1个疗程。

4. 按摩疗法：揉百会穴，叩点四神聪、神庭穴，按压率谷穴，揉风府、玉枕穴，每日1次。

巧治癫狂之法，取酸枣仁安神之功，配伍朱砂，故可收到理想的疗效。

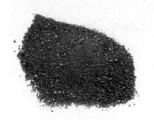

朱砂

风痫 ▶▶▶▶▶

● 症状

先出现肢体强直，继而剧烈抽搐，颈项强直，神志昏迷，两目窜视或斜视，面色红赤，手指抽动，屈伸如数物状，苔白腻，脉弦滑，指纹青滞，"水"字型。

● 治法

息风定痫。

● 验方验穴

1. 石决明9克，天麻9克，石菖蒲6克，僵蚕6克，郁金6克，红花3克，全虫6克。水煎服，每日1剂。

2. 取神阙、涌泉穴，将吴茱萸研成细末，用凡士林调为膏状。先将吴茱萸膏涂在穴位上，覆盖纱布块，外用胶布固定。隔日1次，每次12小时，4次为1个疗程，共治疗12~16个疗程。

3. 按摩疗法：揉百会穴，叩点四神聪、神庭穴，按压率谷穴，揉风府、玉枕穴，推哑门、风池穴，捏大椎穴，揉太阳穴，按压承泣、四白、地仓、承浆穴，每日1次。

痰痫 ▶▶▶▶▶

● 症状

突然抽搐，神志不清，发作时痰涎壅盛，喉间痰鸣，口角流涎，瞪目直视，犹如痴呆，面色欠华，手足抽搐，苔白腻，脉弦滑，指纹暗滞，透关射甲。

● 治法

豁痰开窍。

● 验方验穴

1. 礞石9克，天竺黄6克，沉香6克，黄芩6克，大黄3

克。水煎服，每日1剂。

2. 取四神聪、百会、陶道、鸠尾、内关、筋缩、章门、足三里、丰隆、膻中穴针刺，用蜻蜓点水法，每日1次，6天为1个疗程。

3. 按摩疗法：①点按头部、颈部腧穴，推天柱穴3~5遍，捏拿颈大筋。②在背部督脉、膀胱经循行部位捏脊，捏3次提1次。③点叩上肢的三阴三阳经3~5遍。④点叩下肢的三阴三阳经3~5遍，用捏拿法松解腘绳肌，并点按照海、丘墟、涌泉穴。

瘀血痫 ▶▶▶▶

● **症状**

有外伤史或产伤史，发作时头晕眩仆，神昏窍闭，单侧或四肢抽搐，大便干，肌肉抽动，肢体麻木，肌肤枯燥、色紫，面色泛青，舌红少津，有瘀斑，脉细涩。

● **治法**

活血化瘀，通窍定痫。

● **验方验穴**

1. 全蝎、地龙、丹参、红花、川芎、赤芍各6克，桃仁3克，朱砂1分，老葱、生姜、红枣各适量。水煎服，每日1剂。

2. 取四神聪、百会、陶道、鸠尾、内关、筋缩、三阴交、膈俞穴针刺，用泻法，留针30分钟，每日1次。

3. 全虫1个，蜈蚣1条，共研细末，用白皮鸡蛋清调和，贴于肚脐上。

休止期

脾虚痰盛型 ▶▶▶▶

● **症状**

病程日久，越发越重，神疲乏力，面色无华，头痛眩晕，胸闷痰多，食欲欠佳，大便稀薄，舌淡，苔白腻，脉滑。

● **治法**

健脾化痰。

● **验方验穴**

1. 太子参15克，黄芪6克，五味子6克，茯苓3克，白术6克，胆南星6克，钩藤6克，蝉蜕6克，大黄3克。水煎服，每日1剂。

2. 取四神聪、百会、陶道、鸠尾、内关、筋缩、脾俞、丰隆穴针刺，用蜻蜓点水法，每日1次，6天为1个疗程。

3. 取百会、鸠尾、中脘、脾俞、风池、足三里、然谷穴麦粒灸，每次3~5穴，每穴3壮，每周2次，10次为1个疗程。

气血两虚型 ▶▶▶▶▶

● **症状**

癫痫缓解后不经常发作，面色苍白，精神欠佳，舌淡，苔白，脉沉细，指纹淡隐。

● **治法**

益气养血，安神定志。

● **验方验穴**

1. 人参、天麻、枸杞子各6克，地龙粉2克。将上药研为细末，每次1克冲服，每日2次。服药后如有大便稀，或吐痰涎，为正常情况，不需停药。

2. 取足三里、关元穴针刺，用补法，留针30分钟，每日1次。昼发者，加申脉穴；夜发者，加照海穴；失眠者，加神门、三阴交穴。

肝火夹痰型 ▶▶▶▶▶

● **症状**

平日情绪急躁，心烦失眠，口苦咽干，大便秘结，舌红，苔黄，脉弦数。

● **治法**

清肝泻火，化痰开窍。

● 验方验穴

1. 生石决明6克，钩藤9克，黄芩6克，法半夏9克，枳实6克，石菖蒲9克，柴胡6克，生大黄3克（后下）。水煎服，每日1剂。

2. 全虫1个，蜈蚣1条，共研细末，用白皮鸡蛋清调和，贴于肚脐上。

3. 取四神聪、百会、陶道、鸠尾、太冲、筋缩、丰隆穴针刺，用补法，留针30分钟，每日1次。

4. 俯卧位，头胸部降低，臀部垫高，两腿略分开，暴露会阳、长强穴。自大椎至长强穴，自大杼至白环俞穴，进行走罐疗法。或用三棱针对准会阳、长强、大椎、身柱穴迅速点刺，深约0.3厘米，立即拔火罐2~3次，拔出血液和淡黄色黏液。每周2次，10次为1个疗程，休息5天后再进行下一疗程的治疗。

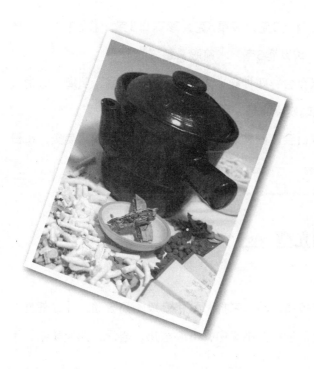

★ 治验实录 ★

病例：张某，女，7岁。患儿近10个月出现全身肌肉痉挛性抽搐，意识丧失约10分钟，惊厥，记忆力下降，舌质红，苔腻，脉弦细。脑电图示"阵发性短段高电位棘尖波"。

辨证：肝风内动，痰浊蒙窍，瘀血阻络。

治法：化痰息风，佐以治血通络。

处方：生南星、钩藤、生铁落（先煎）各3克，丹参、石菖蒲、地龙、白芍各6克，郁金、甘草各3克，白矾、全蝎、蜈蚣各2克。上药研成细末，装入胶囊，每粒0.5克，每次2粒，每日2次。配合针灸治疗，取人中、丰隆、太冲、悬钟、涌泉穴针刺，四神聪透百会（平刺0.5寸），人中斜刺0.5寸，丰隆直刺2寸，其他穴位直刺0.8~1寸，用蜻蜓点水法，每日1次，6天为1个疗程。治疗2个月后，抽搐大减，半年未见发作。

小儿多动症

小儿多动症是一种较常见的儿童行为障碍综合征。患儿智力正常或接近正常，活动过多，注意力不集中，情绪不稳，冲动任性，并有不同程度的学习困难，个性发育延迟或偏移。起病在7岁以前且病期在7个月以上，病程持续半年以上的学龄儿童最为常见，可延续至成年，男孩多于女孩。本病属于中医"失聪""健忘""肝风"的范畴。

选用的中药故事

太子参 ▶▶▶

相传，明代医药学家李时珍赶到南京时，住进一家客店。入夜，忽然听见有一妇女的呻吟声，便问店小二："何人有病？"店小二回答："是贱内患病，已有几天了。"李时珍急忙为店小二的妻子把脉，问："她饮食如何？"店小二说："好几天没米下锅了，我们是靠孩子挖来的野菜根充饥的。"李时珍拿起野菜根细细地看起来，并从中拿了一株野菜根放进嘴里。然后，他对店小二说："这是一种药，可治你妻子的病，你从哪里采来的？"店小二说："紫金山上！"李时珍说："把这药煎好后给你妻子服用。"店小二的妻子服了两天药，病果然好了。第二天，店小二把李时珍带到紫金山朱元璋太子的

心肾不足型 ▶▶▶▶▶

● 症状

记忆力差，自控能力差，多动不安，注意力不集中，遗尿，多梦，面色黧黑，脉细软。

● 治法

温补心肾。

● 验方验穴

1. 熟地黄9克，枸杞子6克，石菖蒲9克，远志6克，龙骨9克，龟板9克，益智仁6克，肉桂3克。水煎服，每日1剂。

2. 何首乌3克，黄精6克，珍珠母3克，益智仁6克，菟丝子6克，肉苁蓉6克。水煎服，每日1剂。

3. 取百会、四神聪、大陵、太溪、神庭、照海、心俞穴针刺，用蜻蜓点水法，每日1次，6天为1个疗程。

4. 取百会、四神聪、肾俞、太溪、大陵穴隔姜灸，每日1次。

阴虚阳亢型 ▶▶▶▶▶

● 症状

手足多动，动作笨拙，性格暴躁，易激动，冲动任性，难以静坐，注意力不集中，五心烦热，盗汗，大便秘结，舌

墓地，只见那里绿茵如毯，到处都是这种药草。李时珍如获至宝，连忙挖了一担回家。因为这种药草生长在朱元璋太子的墓地周围，所以，李时珍给它取名为"太子参"。

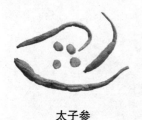

太子参

红，苔薄，脉弦细。

● **治法**

滋肾养肝。

● **验方验穴**

1. 山药9克，山萸肉6克，枸杞子6克，菊花9克，熟地黄6克，丹皮6克，云苓6克，泽泻9克。水煎服，每日1剂。

2. 龙骨9克，牡蛎9克，石决明6克，钩藤6克，五味子6克。水煎服，每日1剂。

3. 取百会、四神聪、大陵、脑户、通天、太溪、太冲穴针刺，用平补平泻法，留针30分钟，每日1次。

4. 用梅花针叩刺背部夹脊穴、膀胱经穴、督脉穴，至皮肤潮红为度，隔天1次，10次为1个疗程。

心脾不足型 ▶▶▶▶▶

● **症状**

神疲乏力，形体消瘦或虚胖，多动而不暴躁，言语冒失，做事有头无尾，记忆力差，自汗或盗汗，舌淡，苔白，脉虚弱。

● **治法**

养心健脾，益气安神。

● **验方验穴**

1. 白术9克，太子参3克，黄芪6克，当归6克，炙甘草3克，茯苓6克，远志6克，酸枣仁9克，生姜3片，大枣3枚。水煎服，每日1剂。

2. 浮小麦30克，莲子心3克，甘草3克，大枣3枚。水煎服，每日1剂。

3. 取百会、四神聪、大陵、神门、足三里穴针刺，用平补平泻法，留针30分钟，每日1次。

4. 按摩疗法：取百会、角孙、率谷、风府、神庭、天柱、心俞、肾俞、膻中、关元、合谷、神门、足三里、三阴交、涌泉穴，每穴按揉100次左右，最好能达到酸、麻、胀、沉或轻痛等得气感（有1种感觉也可），10天为1个疗程，一般治疗5~10个疗程。

湿热内蕴型 ▶▶▶▶▶

● 症状

心烦意乱，多动不安，注意力不集中，胸闷纳呆，痰多口苦，口渴多饮，哭笑无常，脾气暴躁，打人骂人，失眠，烦躁易怒，苔黄腻，脉滑数。

● 治法

疏肝清热，涤痰开窍。

● 验方验穴

1. 黄连3克，炒枣仁9克，胆南星6克，广郁金6克，茯苓6克，竹茹9克，陈皮6克，枳实6克，石菖蒲6克。水煎服，每日1剂。

2. 莲子心3克，浙贝9克，郁金6克，远志6克。水煎服，每日1剂。

3. 取四神聪、太冲、十宣穴，用三棱针点刺放血，每日1次。

4. 取百会、四神聪、大陵、膻中、丰隆穴针刺，用蜻蜓点水法，每日1次，6天为1个疗程。

★ 治验实录 ★

病例： 李某，女，10岁。患儿学习成绩不好，老师讲课听不进去，不想上学，上课经常走神、分心，注意力不集中，记忆力差，自控能力差，遗尿，多梦，腰酸乏力，面色黧黑，脉细软。

辨证： 心肾不足。

治法： 温补心肾。

处方： 石菖蒲6克，酸枣仁3克，益智仁6克，何首乌3克，远志9克，龙骨9克，龟板9克。水煎服，每日1剂。取内关、心俞、肾俞、膻中、关元、合谷、神门、足三里、三阴交、涌泉、太溪穴针刺，四神聪透百会，每日1次，10天为1个疗程。治疗3个月后，患儿症状明显好转，学习成绩明显上升。

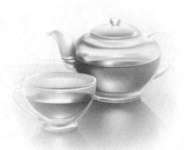

小儿遗尿

遗尿，指3周岁以上的小儿在睡眠中小便自遗，醒后方觉的一种病症。对于3周岁以下的婴幼儿，由于智力未健，排尿的正常习惯尚未养成，因而未能自主排尿；有些年长儿童由于白天游戏过度，精神疲劳，睡前多饮流质食物，以致偶然发生遗尿者，不属于病态。超过3岁，特别是5岁以上的儿童，不能自主控制排尿，熟睡时经常遗尿，轻者数夜一次，重者一夜数次，则为病态。

选用的中药故事

山药 ▶▶

古时候，各国混战，曹操的军队被打败了，只好逃到大山里面，敌人把大山团团围住，断了他们粮草的来源，想把他们饿死。谁知过了一个月，围困大山的官兵以为他们一定都饿死了，所以就放松了戒备。忽然有一天，从山里杀出一支兵强马壮的军队，被围困的军队反败为胜，夺回了失地。原来，躲进山里的军队找到了一种植物，它的根茎很粗，一吃味道很甜，于是人吃根茎，马吃藤叶，他们都变得很强壮。

后来，困在山里的人们给这种植物起了个名字，叫做"山遇"，意思是在缺粮的时候遇到的宝物。再后来，人们进一

肾气不足型 ▶▶▶▶▶

● 症状

梦中遗尿，尿后方醒，一夜数次，小便清长，面白少华，神疲乏力，智力较同龄儿童稍差，肢冷畏寒，舌质淡，苔白滑，脉沉无力。

● 治法

温补肾阳，固涩止遗。

● 验方验穴

1. 桑螵蛸3克，补骨脂3克，肉桂1克，山药3克，韭菜籽6克，菟丝子3克，五味子2克，益智仁3克，巴戟天3克，肉苁蓉2克，牡蛎3克。水煎服，每日1剂。

2. 韭菜籽10克，研为细末，白面100克，烙饼吃，每日1次。

3. 取百会、气海、太溪穴隔姜灸，每日1次。

4. 按摩疗法：点按腰2~骶1夹脊、太溪、中极、关元、百会穴。

肺脾气虚型 ▶▶▶▶▶

● 症状

夜间遗尿，日间尿频而量多，经常感冒，时常咳嗽痰

喘，面色少华，神疲乏力，食欲不振，大便溏薄，舌质淡红，苔薄白，脉沉无力。

● **治法**

补肺益脾，固涩小便。

● **验方验穴**

1. 太子参12克，鸡内金3克，韭菜籽6克，黄芪6克，白术3克，甘草3克，升麻3克，柴胡3克，益智仁2克，山药3克，乌药2克。水煎服，每日1剂。

2. 桑螵蛸6克，韭菜籽6克。水煎服，每日1剂。

3. 取胸11~骶1夹脊、肾俞、膀胱俞、百会、肺俞、尺泽、气海穴隔姜灸，每日1次。

4. 取胸11~12夹脊、气海、太渊、足三里穴针刺，用平补平泻法，每次3~7穴，留针30分钟，每日1次。

心肾失交型 ▶▶▶▶▶

● **症状**

梦中遗尿，寐不安宁，烦躁叫扰，白天多动少静，难以自制，或五心烦热，形体消瘦，舌质红，苔薄少津，脉沉细而数。

● **治法**

清心滋肾。

● **验方验穴**

1. 生地黄6克，竹叶3克，甘草梢3克，黄连3克，肉桂2克。水煎服，每日1剂。

2. 肉桂、黄连各等份，研成细末，陈醋调

步发现这种植物不但可以像粮食一样充饥，还可以当作药材滋补人体，所以改名为"山药"。

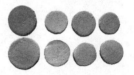

山药

★ 治验实录 ★

案例一

病例：季某，女，7岁。患儿夜间尿床，每晚约2次以上，呼之能醒，但往往呼醒时已尿出，舌淡红，苔花剥，如地图舌，脉数。尿常规检验未见异常。血常规提示轻度贫血。骨盆摄片未见脊柱隐裂。

辨证：肺脾气虚。

治法：补肺益脾，固涩小便。

处方：太子参10克，菟丝子6克，白术6克，升麻3克，补骨脂6克，黄芪9克，五味子3克，桑螵蛸9克，覆盆子6克，金樱子6克，柴胡6克。将上药研成细末，每次2克冲服，每日3次。治疗3周后，配合针灸治疗，取胸11~12夹脊、

为糊饼状，敷于神阙穴，用通气胶布固定，每日1次。

3. 沙枣6克，肉苁蓉3克。水煎服，每日1剂。

4. 取肾俞、神门、心俞、关元、膀胱俞、中极穴针刺，配穴取三焦俞、委中、三阴交、阳陵泉，用平补平泻法，每次选1～2穴，每日1次。

医师建议 ▶▶▶

1. 勿让幼儿白天玩耍过度，睡前饮水过多。

2. 每晚按时唤醒幼儿排尿，让其逐渐养成自控的排尿习惯。

3. 幼儿夜间尿湿后要及时更换裤褥，保持干燥及外阴部清洁。

4. 幼儿白天可饮水，晚餐不宜吃稀饭或喝汤水，睡前尽量不喝水，中药汤剂也不宜晚间服。

5. 既要严格要求幼儿，又不能打骂体罚，消除其紧张心理，积极配合治疗。

百会、气海、太渊、足三里、膀胱俞穴针刺。治疗后，夜间尿床次数明显减少，有时可主动起床小便，或呼醒家长要求小便。继续治疗2周，遗尿未作。继续治疗6周，随访1年未复发。

案例二

病例： 周某，男，6岁。小便短数而清，夜眠遗尿，形神较软，舌淡，苔白，脉弱。

辨证： 肾阳不足，关门不固。

治法： 温肾固涩。

处方： 怀山药10克，菟丝子10克，覆盆子10克，五味子3克，补骨脂10克，党参10克，炙鸡内金5克，天冬10克，山茱萸6克，桑螵蛸10克。水煎服，每日1剂。配合艾灸治疗，取腰2～骶1夹脊、太溪、中极、关元、百会穴温和灸，每日1次。上药服10剂后，尿仍频数，夜尿减少，舌淡，苔薄。上方去天冬，加太子参10克，巴戟天10克，乌梅6克，天花粉10克。配合针灸治疗。上药服7剂后，诸症好转，尿数亦和，纳佳，苔净。继续服用7剂，遗尿即愈。

参考书目

1. 阎孝诚. 实用中医脑病学. 北京：学苑出版社，1993.

2. 杨培君. 脑病良方1500首. 北京：中国中医药出版社，1998.

3. 王茂斌. 脑卒中的康复医疗. 北京：中国科学技术出版社，2006.

4. 黄秦康. 中医神经精神病学. 北京：中国医药科技出版社，2000.

5. 吕少杰. 神经疾病针灸疗法. 北京：人民卫生出版社，2004.

6. 贺普仁. 针灸三通法临床应用. 北京：科学技术文献出版社，1999.

7. 徐三文. 常见脑病中药外治法. 北京：科学技术文献出版社，2008.

8. 高维斌. 神经病中西医治疗学. 北京：中国中医药出版社，1996.

9. 赖新生. 针灸脑病学. 北京：人民卫生出版社，2006.

10. 南登崑. 康复医学. 北京：人民卫生出版社，2003.

11. 王萍芬. 中医儿科学. 上海：上海科学技术出版社，2001.

12. 张国庆. 中药传奇. 北京：军事医学科学出版社，2010.

13. 欧正武. 中西医结合儿科学. 北京：中国中医药出版社，2003.

14. 谢海洲. 脑髓病论治. 北京：科学出版社，1999.

15. 孙启风. 中国特种针法. 北京：中国医药科技出版社，1994.

16. 何天有. 华佗夹脊治百病. 北京：中国医药科技出版社，2008.

17. 李雪荣. 现代儿童精神医学. 长沙：湖南科学技术出版社，1994.

18. 石学敏. 针灸学. 北京：中国中医药出版社，2007.

19. 贾建平. 神经病学. 北京：人民卫生出版社，2008.

20. 葛茂振. 临床神经病诊断学. 哈尔滨：黑龙江人民出版社，1982.

21. 曾敬光. 中医妇科学. 上海：上海科学技术出版社，1983.

22. 郭爱廷. 单方验方. 北京：北京科学技术出版社，2007.

23. 刘建中. 中国儿科秘方全书. 北京：科学技术文献出版社，2002.

24. 丛发滋. 脑病的中医论治. 北京：人民卫生出版社，1993.

25. 俞大方. 推拿学. 上海：上海科学技术出版社，1984.

26. 邱茂良. 针灸学. 上海：上海科学技术出版社，1985.

27. 吕光荣. 中医脑病证治. 北京：科学技术文献出版社，1991.

28. 张建. 告诉你每一味中药的来历. 太原：山西科学技术出版社，2010.

29. 陈沫金. 中药故事. 天津：百花文艺出版社，2002.

30. 董湘玉. 中医心理学基础. 北京：北京科学技术出版社，2003.

31. 王慕. 康复学. 北京：人民卫生出版社，2001.

32. 张伯臾. 中医内科学. 北京：中国中医药出版社，1995.

33. 葛云生. 中草药的故事. 太原：希望出版社，2010.

34. 李曰庆. 中医外科学. 北京：中国中医药出版社，2002.

35. 沈长春. 漫话中药. 北京：军事医学科学出版社，2011.